北里大学農医連携学術叢書 第2号

代替医療と代替農業の連携を求めて

陽 捷 行 編著

養 賢 堂

目　　次

『代替医療と代替農業の連携を求めて』発刊にあたって ················ iii

第1章　代替医療と代替農業の連携を考える ···················· 1

第2章　代替医療と東洋医学
　　　　－科学的解明によるevidenceを求めて－ ················ 25

第3章　代替医療
　　　　－その目標と標榜名の落差について－ ················ 41

第4章　代替農業―その由来とねらい ···················· 55

第5章　環境保全型農業を巡って ······················ 77

第6章　環境保全型畜産物の生産から病棟まで ·············· 105

総合討論とアンケート ··························· 133

著者略歴 ································· 145

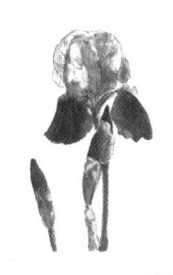

『代替医療と代替農業の連携を求めて』発刊にあたって

柴　忠義

北里大学学長

　国際会議や国際学会で初めて対面した人との決まり文句に，「あなたのご専門は何ですか？」という質問があります．この会話は，現代知識人の常識的な挨拶のようにもみえます．とくにアメリカやその文明の影響を受けた国々にあっては，この質問なくしてお互いが知り合うことは難しい場面が多々あります．このように，それぞれの専門人が寄り集まって問題を総合化する試みの1つとして，国際会議などが催されます．

　当たり前のことですが，一人の人間の能力と生涯は有限です．ですから，われわれは何か特定した対象について大学や研究所などに所属し，学会や協議会などを創り，専門人になり，研究などの成果を書いて後世に残します．生命科学に属する医学や農学も20世紀をそのようにして過ごしてきました．

　たとえば，わたしは生物という対象を分析・解釈・説明する者として生物学を選びました．ところが，生物に限らずどんな対象も，それが存在する様態は純粋または別個にあるのではなく，つねに多くの側面を持ちかつ多くの対象と関連しています．

たとえば地球の温暖化は，対流圏や成層圏の気象的な現象による側面を，また生物における光合成などの代謝による側面を，さらにはバイオマス燃焼による側面などを，それぞれ持っています．つまり，地球の温暖化は気象的な側面だけで成り立っているわけではないのです．このことを多くの研究者に深く理解させたのが，20世紀にわれわれが経験した数多くの環境問題なのです．

一方これらの問題の経験を通して，われわれは総合的な知見の必要性を痛感してきました．百姓は読んで字のごとく「あらゆる多くのことを知っているかばね」ということで，作物の生長に関する生理学，土壌学，気象学，肥料学，地形学など総合的な知見を必要とします．かつての生物学は生物分類学に始まり，生理学や生態学，さらには分子遺伝学など生物全般とその周辺部分を学問の対象としました．

しかし，今ではそのような総合者としての専門人が姿を消し，いわば分析者としての専門人が大量に発生し続けています．生物学を学んだといっても，たとえば特殊な微生物のバイオテクノロジーを学んだ若い研究者には，現在の生物に関する複雑な問題には答えきれないのが普通でしょう．しかし，答えなければなりません．そのためには，分析者として基礎論を学び進む過程において，少しずつ総合者としての知恵を身につけていくことが必要でしょう．

このようなことが，いずれも人の生命を対象とする医学と農学の間にも生じてはいないでしょうか．北里大学農医連携学術叢書第2号が，現代医学や現代農学のみでは治まりきれない問題を，伝統医学・代替医療あるいは代替農業の面から再び見直し，改めて医と農についての相互理解を深め，人の生命に関する総合化を目指すための連携の糸口を見出すきっかけとなれば幸いです．

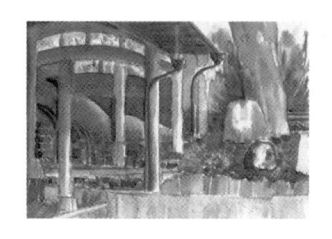

第1章　代替医療と代替農業の連携を考える

陽　捷行
北里大学教授

はじめに

　生命を対象にする医療と農業には，いずれも接頭語に代替 (alternative) がつく代替医療と代替農業がある．農業に関わる人には，代替医療という言葉になじみが薄いと同じように，医療関係者には代替農業なる言葉は目新しいであろう．英語では，alernative medicine と alternative agriculture である．

　わが国においては代替農業といえる様々な農法が普及している．はっきりと代替農業と題した本に，久馬一剛・嘉田良平・西村和雄監訳の「代替農業－永続可能な農業をもとめて－」がある[1]．アメリカでは，「American Journal of Alternative Agriculture」と題した雑誌が刊行されている[2]．また久馬一剛らが訳した原本は，全米研究協議会リポート「Alternative Agriculture」である[1]．

　一方，わが国における代替医療については，1998年に設立された「日本補完代替医療学会」がある[3]．また，上野圭一著の「補完代替医療入門」[4]，渥美

和彦・廣瀬輝男の「代替医療のすすめ」[5]やキャシレス著・浅田仁子・長谷川淳史訳の「代替医療ガイドブック」[6]などの著書が普及している．アメリカでは，「The National Center for Complementary and Alternative Medicine (NCCAM)」[10]などの団体がある．また，上述した浅田仁子らが訳した本は，Cassileth, Barrie R. 著の「The Alternative medicine handbook：The Complete Reference Guide to Alternative and Complementary Therapies」である[6]．

もともと Complementary and Alternative Medicine (CAM) は，西洋医学を中心とした近代医療に対して，それを補完する医療をさした．また，国により CAM は伝統医学と同義に用いられている．しかし，欧米で CAM に分類される漢方・和漢薬・鍼灸などは，日本や中国，韓国などで脈々としてすでに存在するもので，日本では「代替」ではなく現代医療の中で正式な医療として位置付けられている伝統医療である．先進国では慢性疾患や生活習慣病の増加に対し，治療だけでなく予防対策の重要性も認識され，CAM への要請も高まっている．その具体的対応策として，米国では 1994 年に栄養補助食品健康教育法（Dietary Supplement Health and Education Act：DSHEA）が制定され，ハーブの有効性を食品領域でも積極的に活用する道が開かれている．

しかし CAM の領域は，近代西洋医学に比べると未だ科学的検証が伴わない混沌とした状況にある．そこで最近では，この混沌とした領域に evidence-based（証明を伴った）な秩序を導入することを目指した eCAM：Evidence-based Complementary and Alternative Medicine の考え方が登場している．

これに関して，Oxford Journals から国際雑誌が出版されている[9]．そこには，次の注が記載されている．

Evidence-based Complementary and Alternative Medicine (eCAM) is an international, peer-reviewed journal that seeks to understand the sources and to encourage rigorous research in this new, yet ancient world of complementary and alternative medicine.

なお「代替医療」という語は，「代替医療のすすめ」[5]の著者の一人である廣瀬輝夫が論文執筆の際に英語の「Alternative Medicine」を訳したものである．また，「代替農業」という語は，全米研究協議会リポート「Alternative Agriculture」を訳した久馬一剛ら[1]が初めて使った言葉である.

1. 代替医療

1) 代替医療とは

　一般的に代替医療とは,科学的に効果の証明された西洋医学,または医師による科学的根拠に基づいた医療ではない治療をまとめた総称である.また,補完医療または相補医療(Complementary Medicine)とも呼ばれる.最近では医療に代替医療を取り込んだ統合医療なる言葉も現れている.日本における実際医療的な行為のうち,医療保険適用でない治療方法,日本の医科大学で教えていない治療方法が,代替医療と呼ばれている.

　一方,わが国では漢方薬は1976年に医療保険に適用されている.わが国の医学部および薬学部においては,漢方薬の教育がコアカリキュラムに加えられている点で,代替医療とは明確に区別されている.しかし,欧米ではこれらが代替医療に分類されている[10,11].

　代替医療についての定義や考え方は様々である.たとえば,金沢大学医学部の鈴木信幸氏は,代替医学・医療を次のように解説している[12].

　代替医学・医療とは,わが国において未だなじみの少ない用語であるが,アメリカでは,近年急速に脚光をあびている医学分野であり,alternative medicine(代替医学)または complementary and alternative medicine(CAM)(補完・代替医学), integrative medicine(統合医学)という用語が一般的に使われ始めている.

　また,最近では専門のジャーナルもいくつか刊行されている.日本代替医療学会[3]では,代替医学・医療を「現代西洋医学領域において,科学的未検証および臨床未応用の医学・医療体系の総称」と定義している.

　世界には中国医学,アーユルヴェーダ,ユナニ医学,シッダ医学をはじめいろいろな伝統医学がある.人口比率からみると,わが国のように現代西洋医学の恩恵に預かっている人達は意外に少ない.国連世界保健機関(WHO)は,世界の健康管理業務の65～80％を「伝統的医療」と分類している.つま

り，これら伝統的医療が西洋社会において用いられた場合は，全て代替医療の範疇に含まれるわけである．

　心臓外科手術で先端医療の最前線で活躍してきた「代替医療のすすめ」の著者の一人である廣瀬輝夫氏は，渥美和彦氏との対談で代替医療をわかりやすく次のように説明している[5]．

　代替医療というのは，わかりやすく言えば，「西洋の医学を補完し，またそれに替わる医療」といったような意味です．ですから，私たちが「医療」と言った時に思い浮べる，いわゆる「西洋医学」とは全く異なる医療だといえます．民間医療なども含めて，広い範囲のものがそこに含まれるのです．

　日本補完代替医療学会では，代替医学・医療を次のように定義している[3]．

　代替医学・医療とは一般の方には，なじみの少ない言葉です．また，その定義についてもいろいろ議論されていますが，日本補完代替医療学会では，「現代西洋医学領域において，科学的未検証および臨床未応用の医学・医療体系の総称」と定義しています．アメリカでは，alternative medicine（代替医学）または alternative and complementary medicine（代替・補完医学）という言葉が使われています．また，ヨーロッパでは，complementary medicine（補完医学）という言葉が好んで使われることが多い様です．

　しかし，中には現代西洋医学と同等かあるいはそれを凌駕する医療が存在する以上，当学会は alternative medicine（代替医学）という用語を用いることとしました．いずれにせよ，通常の医学校では講義されていない医学分野で，通常の病院では実践していない医学・医療のことです．

　アメリカのハーバード大学の疫学教授であるアイゼンバーグは，1993年に代替医療を，

　　・アメリカの伝統的な医学校で教えられていない療法
　　・病院によって供給されている基準の医学的治療の一部ではない医療
　　・アメリカの多くの生命保険会社によって償還されていない療法，
と定義している[10]．

　米国国立衛生研究所（National Institute of Health：NIH）の代替医学調査室（Office of Alternative Medicine：OAM）の定義は次の通りである[13]．

- 代替，相補あるいは非通常的な治療法は，幅広い治療の哲学やアプローチを包含している．
- あるアプローチは西洋医学の生理学的な理論とは一致しないで，全く独立した治療システムを作り上げている．
- ある治療は，医学の理論や実践の分野から，はるか離れたものである．

その他，様々な研究者や研究機関が代替医療の定義をしているが，一言でいえば，従来の西洋医学の枠を超えたところで行われる医療といえるであろう．

日本代替・相補・伝統医療連合会議（JACT：Japanese Association for Alternative Complementary and Traditional Medicine）を創立した初代の理事長の談話は，興味深くわかりやすい[14]．

代替医療がなぜ興味深いかというと，今までの西洋医学の発想とはまるで違う発想であるため，玉石混淆といいますか，科学的でないものもたくさんある点です．そのため，新しい科学を作り出すという意識で取り組まなければならないことがわかります．最先端医療に携わってきたからこそ，この代替医療が見えてきたともいえ，これこそ必要な分野だと判断しました．私は，この代替医療にこそ未来の新しい医学があると思っています．

2）なぜ代替医療か？

なぜ代替医療か？という質問には，「代替医療ガイドブック」の著者キャシレスの解説がわかりやすい．まとめると次のように表現できる[6]．

- いつの世でも広く行われていたセルフケア（どんな地域のどんな人も，軽い病気はたいてい自分で何とかしてきた）が高く評価されるようになり，以前より広範囲にわたる軽い病気の治療法として望まれているから．
- 健康維持機構（HMO）の思惑や医療費の個人負担が大きい事情によって，適切なセルフケアが奨励され必要とされるようになってきた．
- 伝統に従うこと，有史以来盛んに行われてきた慣習に従うことに人間は安らぎを覚える．同じ慣習を受け入れ，同じ儀式に参加することによっ

て，束の間，栄誉ある伝統に自らを連ねることができるからだ．
○ 代替医療は実は代替宗教であり，そういう治療法を受けたいと思うのは，ある種の精神的飢餓を満たそうとすることだという者もいる．
○ 現代人は，健康と幸福の維持管理についてこれまでになく関心を抱くようになり，病気の予防と治療テクニックを広く捉えることの利点に気づきつつある段階だ．非主流医学の施術者の立場に惹かれている．

3）代替医療の分類

「代替医療ガイドブック」の著者キャシレスは，代替医療を7つに分類している．この本は，分類がそのまま目次を構成している．第一部は古くから伝わる伝統的な治療法，特にスピリチュアリティ（霊性）やライフスタイルという観点からアプローチする治療法を紹介している．第二部は食餌療法と薬草療法，第三部は心に積極的に働きかけることで体を癒そうとする治療法，第四部は生物学的治療法で，薬理学などを使った，立証に至っていない薬物療法だ．第五部はボディワークであり，筋肉や骨格に施す手技療法．第六部は五感に働きかけて幸福を高める治療法，第七部は外在エネルギーによって健康回復を目指す治療法である．

代替医療の分類は，視点によって様々である．次に廣瀬輝夫氏の考え方と分類を紹介する．氏は，代替医療を伝統医学と民俗医学と新興医学の3つに大別する．

伝統医学には，5,000年前からの食養生や薬草を活用するインド密教に由来するアーユルヴェーダや，3,000年前から温浴や薬草を活用するアラブのユナニ医学や，気功や鍼灸や薬草による中国伝統医学などが含まれている．

民俗によってそれぞれの医学がある．世界の人口のうち，実際に近代医療といわれる西洋医学の恩恵にあずかっている人口は5～6億人にすぎない．結局はその土地独特の民俗医学を行っている．民俗医学には，500年前から続いている指圧や砂浴などを行うタラソ療法（海洋），2500年前からある湿布を活用したアロマ療法（香料），250年前からある光や色彩を活用したオーラソーマ（色覚）などがある．

新興医学には，ホメオパシー（homeopathy：同種療法），カイロプラクティック（chiropractic：脊椎療法），ナチュロパシー（naturopathy：自然療法），オステオパシー（osteopathy：整骨），バイオフィードバック（biofeedback：暗示療法）などがある．これらはいずれも，「新興」と呼ばれるように，どんなに古いものでも100年程度の歴史しかない．

アメリカでは，代替医学または代替・補完医学という言葉が使われ，ヨーロッパでは，補完医学という言葉が使われていることはすでに述べた．西洋医学は病気の原因を取り除くための薬剤や手術を中心としたもので，急性の感染症や早期の癌などの治療に優れている．これに対して，代替医学・代替医療は，健康保持やストレスに対して，心身医学や中国医学などが優れている．また，保健・予防を目的として，自然治癒力の向上や人間のライフスタイルの改善を図ったりする．代替医学・代替医療の中には，癌，エイズ，各種難病に効果があるといわれているものもある．

代替医療は，通常の病院で行わない医学，医療のことを指すこともすでに述べた．わが国では具体的には，健康食品，アロマセラピーなどが含まれる．最近，癌の治療において一部の健康食品が取り上げられることがあるが，これらを科学的に調査，評価することが求められている．

近年，新聞，雑誌，テレビ，インターネットなどをはじめとする高度情報化時代の情勢もあって，これら代替医療を求める患者がわが国でも急増している．一方，他の先進国においてもほぼ同様な状況が見られ，代替医療が世界的に新しい医学の潮流となりつつある．

代替医学・代替医療の分類が国により異なることは，すでに述べた．次に，「病気のはなし・病気辞典・病気」[15]からの分類を一部改編して具体的に紹介する．

(1) 古くからある伝統的療法や民間療法（一部は日本では正式な医療に分類される）
(2) カイロプラクティック療法
(3) 心理療法（サイコセラピー）
(4) 食餌療法

(5) 健康食品療法
(6) 薬用・香料植物（ハーブ）療法
(7) 徒手療法：指圧療法・マッサージ療法・リフレクソロジーなど
(8) 電気療法：電気ばり・遠赤外線療法など

　これらの具体的な内容は，全てのものが無秩序に包含されている．非科学的であり西洋医学を実践する医師にとっては受け入れ難い内容のものもある．しかし，中には作用機構や有効性が科学的に証明されているものもある．

4）代替医療への対応

　近年，代替医学・代替医療を求める患者が各国で増加している．米国では，1992年に米国国立衛生研究所（NIH）に，代替医療事務局が設立され代替医療を科学的に研究するための代替医療事務局が設立された．また，ハーバード大学をはじめ医学部に「代替医療研究センター」を持つ大学が20校以上もあり，診療や教育・研究が行われている[7]．

　事務局の目的は，次のとおりである．
　○ 代替薬物医学治療の評価を促進する．
　○ 代替療法の効果を調査し，評価する．
　○ 代替医療に関して一般市民と情報を交換する情報集散センターを創設する．
　○ 代替医療の治療におけるリサーチトレーニングを支援する．

　CAMが関連する研究の大部分は，西洋の科学者にすでに広く受け入れられている分野，すなわち抗酸化剤や食餌療法または行動療法に向けられている．鬱病の治療にオトギリソウの全抽出液を試す無作為化臨床試験などがよい例である．

　米国内13カ所の大学などの代替医療研究センターでは，CAM関係の研究に大きな予算をつけサポートをしている．内訳は，スタンフォード大学（老化関係），ハーバード大学（内科関係），カリフォルニア大学（喘息，アレルギー），テキサス大学（癌関係），コロンビア大学（女性の健康一般），バスチール大学（HIV, AIDS），ミネソタ大学（薬物中毒），メリーランド大学（疼痛関

係），アリゾナ大学（小児科関係），ミシガン大学（心血管系疾患）などである．

OAMの設立をきっかけに，全米の医科大学，医学研究センターなどの代替医療研究に国費の補助が行われつつある．一方，医学校の学生の強い要望に応え，現在全米の医学校125校のうち少なくとも75校で，代替医療に関する講義も始まっている．

米国医師会の機関誌である The Journal of the American Medical Association (JAMA)[16] は，1998年に代替医療の特集（Vol. 279-280）を組んだ．1998年度に米国医師会が最も力を入れて取り上げたいトピックの1つに代替医療が入ったことになる．丁度，キャシレスの「代替医療ガイドブック」の原著が出版された年である．JAMAの特集で最も関心を引いたのはJAMA Patient Pageである．これはJAMAとAMAの公共サービスのためのページで，医師が自分の患者にコピーして配るために作成されているものである．題名は「alternative choices : what it means to use nonconventional medical therapy」で，代替医療の安全性・効果・質・費用などについての注意事項とともに，医者に必ず相談するよう勧めている．またその中には，医師は通常の医学はもちろん，患者が利用しているいかなる代替医療についても熟知しておく必要があると記載されている．このページに記載されている代替医療としては，ハーブ療法，鍼，アロマセラピー，カイロプラクティック，家庭医学などが挙げられている．

米国の癌学会でも代替医療が大きく取り上げられた．ASCO（American Society of Clinical Oncology）の第35回年次総会のサテライト・シンポジウムで「Alternative and Complementary Therapies and Oncologic Care」と題したASCOとACS（American Cancer Society）の連携シンポジウムが，1999年にアトランタで開催された[17]．

わが国では，日本補完代替医療学会（旧：日本代替医療学会）が1996年に設立され，活動を続けている．また，日本代替・相補・伝統医療連合会議があり，総合的な医療の流れが様々なところでみられる．

5) 問題点

　欧米の視点からの代替医療の中には，経験的に医療効果が見込め，一部に科学的なエビデンスが与えられている療法もある．しかし，代替医療には近代の西洋医学が根拠の無いものとして受け入れず，しばしば科学的根拠のない迷信ものと見なされるものも多い．

　しかし，一部の伝統医療にも証拠 (evidence) を必要とする考え方が生じてきている．1996年，WHOが鍼灸における適応疾患を起草したり，1997年，NIHの鍼治療の合意形成声明書が発表されるなど，西洋医学の補完代替医療への接近が進んでいる．

　一方，補完代替医学の看板を掲げていても，始めから患者を騙し金銭を巻きあげようとする悪徳な行為を行っているものも少なからずあるといわれる．

　代替医療は正しく行わないと，様々な問題が起こる．中国で伝統的に用いられている麻黄という薬草は，肺うっ血の患者に短期間使用されてきた．一方，米国ではこの薬草がダイエットの補助剤として市販された．しかし，これは伝統薬として用いられてきた使い方とは異なる誤った目的で長期間使用されたために，心臓発作や脳卒中による死亡者がでて，このため麻黄を配合した漢方薬は，米国での使用が禁止される結果を招いている．

6) eCAM の創刊

　このような問題点を背景に，新たに補完・代替医学を再構成する流れが出てきた．CAMを把握するための代表的視点は，免疫・神経・内分泌の3つであるといわれる．基礎研究を積み重ねてきた免疫学の研究者から端を発し，再構築を目指した雑誌の発刊が5年がかりで実現した．オックスフォード・ジャーナル，オックスフォード大学出版局から発刊されている「eCAM」の創刊である[9]．

　西洋医学を中心とした近代医療に対して，それ補完する医療をさすのがCAMであることは，すでに述べた．一方，漢方・和漢薬・鍼灸として脈々と続いてきた伝統医学はすでに現代医療で用いられているもので，「代替」では

なく「伝統」といった方がふさわしいであろう．

　この雑誌の創刊号は，カリフォルニア大学統合医療センター（CCIM）が全面的に支援している．Hononary Founder Emeritusに免疫学者で東京大学名誉教授の多田富雄氏を迎え，Founding Managing Editor and PresidentにEdwin L. Cooper氏（UCLA医学部教授：免疫学）と本書の執筆者である山口宣夫氏を置いている．また，欧米の研究者に加え，伝統医学に関しては長年の伝統と実践を有するアジア諸国の研究者をEditorial Boardに迎え，東西医学の架橋となることを目指している．その証として，本誌の表紙のデザインは"橋"について画かれた浮世絵で飾られている．また，日本からは前出の多田富雄氏，山口宣夫氏のほか，同じく本書の執筆者である山田陽城氏をはじめ11人の編集委員が名を連ねている．詳細はホームページを参照されたい[9]．

7）その他

　「代替医療ガイドブック」の著者キャシレスは，「この本は，空約束を繰り返す治療法と信頼できる治療法とを見分ける道しるべである．」，と「はじめに」で書いている．さらに，人は健康と幸福を維持するため，代替療法や補完療法を用いる．本当に具合が悪くなると，主流医学の治療も同時に受ける，と続く．

　さらに，なぜ主流以外の治療法が使われるのかを解説する．それは，軽い病気が治療できること，医療費の個人負担の大きいこと，安らぎを覚えること，精神的飢餓を満たそうとすること，病気の予防と治療テクニックを広く捉える利点に気付いたことなどを挙げている．

　このような背景のもとで，米国医師会では，代替医療をきちんと科学的に調査するべきであるという考え方に変わりつつある．また，受け持ちの医師は自分の患者がどんな代替医療を行っているかという情報を得，医師が代替医療についての教育を受け，科学的裏付けのある評価をしながら患者治療に当たらなければならなくなっている．さらに，実際の治療を行う施設や，安全性と治療の効能についての情報をいつでも入手できる準備も始まっているという．

一方，わが国には代替医療に取り組む政府機関がない．欧米に比べて遅れているると見る向きもあるが，実は伝統医学を現代医療に最もよく活用している国は日本だとも考えられる．日本では古来より，中国伝統薬用植物療法を取り入れ，日本的にアレンジされた「漢方薬」を使用してきた歴史がある．また，世界に先駆けて漢方薬を保険薬と認めている数少ない国の1つである．さらに，鍼灸，柔道整復などの東洋医学も保険が適用され，漢方とともに多くの患者が日常的に利用しており，代替医療とは明確に区別されている．わが国の代替医療は，いわゆる健康食品が主流となっており，これらの中には科学的な裏付けが十分でないものも多くあり，しばしば問題が生じている．

医療制度に様々な問題点が顕在する今日においても，わが国が最新・最鋭の現代西洋医学を実践している国であることに変わりはない．しかし，代替医療は概して毒性が少ない治療法であり，これまで諦められていた難病の患者にも朗報をもたらすものがある．また，薬品による副作用や環境汚染が少ない．今後，代替医療は21世紀に果たさなければならない様々な医学の問題点の一部を解決し，かつ医療の質の向上に大いに貢献するものと期待される．

わが国において漢方医学は伝統医学として発展し，欧米と異なり代替医療としてでなく，現代医療の中で正式な医療として重要な役割を果たしている．漢方薬や健康食品として用いられる薬用植物を保全・栽培・育成するための農と，これを患者に活用する医療との連携はますます重要になってくるであろう．

2．代替農業

1）代替農業とは

今，世界は個人や団体が1つの農業へ到達するシステムを研究したり，これを発展・普及するための努力をしている．そのシステムの目的は，土壌の生産性を高め，自然環境を保全し，土地や資源を効率よく利用し，そのうえ生産費を低減させることにある．

この目的の背景には，農業活動が環境に負の影響を及ぼす事実が厳然とし

てあった．この影響は，政策を立案する者，農業者および消費者にきわめて重要な事項である．なぜなら，農薬，化学肥料および畜産廃棄物が環境資源である土壌と河川水と地下水と大気を汚染し，作物や食品中へ農薬などが残留し，食への安全が保証されないからである．加えて，一部の地域では土壌侵食，塩類集積および灌漑用地下水源の枯渇の問題などが現実に起こっているのである．

これらの様々な問題に対応して，全米研究協議会は1989年に「代替農業：Alternative Agriculture」を発刊した．代替農業とは，次の目標を体系的に追究するための作物と繊維の生産にかかわるあらゆる体系を指している[1]．

○ 空中窒素の固定などの養分循環，害虫と捕食者との関係のような自然のプロセスを農業生産過程に徹底して取り入れること．
○ 環境や，農民および消費者の健康に害を及ぼす可能性の高い，農地に投入する資材の使用量を削減すること．
○ 植物および動物の種が持っている生物的および遺伝的潜在能力をより積極的に農業生産に利用すること．
○ 現在の生産水準を長期的に持続可能にするために，農地の潜在的な生産力や自然的特性に作付様式を適合させること．
○ 農地管理方法の改善と土壌，水，エネルギーおよび生物などの資源の保全に重点をおいた収益性の高い効率的な生産．

2) 代替農業体系の方法や原理

代替農業とは，1つの農作業体系を指すものではない．そこには，合成した化学物質を一切使用しない有機的な農業体系から，特定の病害虫防除に当たって農薬や抗生物質を慎重に使用する農業体系まで，さまざまな体系が含まれている．生物学的とか，低投入的とか，有機的とか，再生的，あるいは持続的といった名を冠したものである．様々な形態を有し，限定されたものではない[1]．

たとえば，
○ 害虫の総合防除（integrated pest management：IPM）

- 集約度の低い家畜生産方式，輪作体系（病害虫による被害の軽減，作物自体の健康の増進，土壌侵食の軽減，マメ科植物による窒素固定などをねらいとしたもの）
- 土壌侵食を軽減したり雑草防除を兼ねた耕耘方法や採食方法（注），といった一連の農業技術もその中に含まれる．（注：原文のまま，家畜の飼養方法か？）

したがって，代替農業とは，上述した技術を農作業体系の中に組み込んでゆくことを目指す農業といえる．そして，代替農業に成功する農業者は，常に優れた管理者が共通に持つ特徴である，コストの軽減，効率の改善および生産レベルの維持などのために，あらゆる管理技術と情報を取り入れているのである．

代替農業体系が重点化している方法と原理には，次のような要素がある．

- 雑草，病害，虫害などの被害を軽減し，土壌の可給態窒素を増加させることによって化学肥料の購入量を節減し，保全耕耘と組み合わせて土壌侵食を軽減するような輪作．
- 輪作，予察，気象観測，抵抗性品種の利用，栽植時期の調節および生物的な病害虫の防除によって農薬の必要性を軽減する総合防除法．
- 雑草を防ぎ，作物を健康にすることによって病害虫抵抗力を増進する管理体系．
- 土壌と水の保全を目的とした耕耘方法．
- 家畜の健康を維持することによって，病気を予防することに重点をおく生産体系．それによって抗生物質の必要性を軽減．
- 病害虫に対する抵抗性を高め，養分をより効率的に吸収利用させるための作物の遺伝的改良．

3）代替農業体系の多様性

代替農業は常に多様性を維持している．多様性を維持する体系は，柔軟性に富み安定している．さらに，経営リスクが軽減され，干ばつや病害虫などの生産を制限する自然の要因に対して抵抗性がある．また多様性があるゆえ

に，農薬，化学肥料などの投入資材の価格上昇による経済的な圧迫を軽減できる．農産物価格の下落を防ぎ，ある種の農産物の市場への出まわりを制限している規制措置を緩和する．

代替農業体系は，農場の大小に関係なく導入できる．また，様々な様式の農業機械にも適合するが，気象や土壌の違いを配慮しないと生産コストや生産性に影響が及ぶ．つまり，その農地や地域の生物学的，自然的条件に注意深く適応させなければならない．

4) わが国の環境保全型農業：例として

代替農業が1つの農作業体系を指すのではなく，合成した化学物質を一切使用しない有機的な体系から，特定の病害虫防除に当たって農薬や抗生物質を慎重に使用する体系まで，様々な体系を含むことはすでに述べた．したがって先に述べたように，代替農業は生物学的とか，低投入的とか，有機的とか，再生的あるいは持続的といった名を冠した農業ということになる．

その1つの例として，ここではわが国の「環境保全型農業」について紹介する．なお，これについては第5章で詳細に紹介される．

わが国の農林水産省ではこの種の農業体系が早くから導入されており，省内にすでに環境保全型農業対策室がある．そのホームページ[18]には，環境保全型農業について次の定義がある．

「農業の持つ物質循環機能を生かし，生産性との調和などに留意しつつ，土づくり等を通じて化学肥料，農薬の使用等による環境負荷の軽減に配慮した持続的な農業」

この対策室は，平成1年に「有機農業対策室」として設置されたが，平成4年に今の環境保全型農業対策室と改名された．この対策室では，わが国全般にわたって農業生産活動を通じて国土を保全し，環境を守るという観点から，環境保全型農業の確立を目指している．

一般的に言えば，環境保全型農業とは可能な限り環境に負荷を与えない農業および農法のことである．農業の持つ物質循環機能を生かし，土づくりなどを通じて化学肥料や農薬の投入を低減し，環境負荷を軽減するよう配慮し

た持続的な農業生産方式の総称といえる．

農林水産省では，平成11 (1999) 年に持続農業法を制定し，認定農業者に対する農業改良資金の貸付や農業機械の課税に対する特例措置などを設けて支援を行なっている．同法では「持続性の高い農業生産方式」について「土壌の性質に由来する農地の生産力の維持増進その他良好な営農環境の確保に資すると認められる合理的な農業の生産方式」と定義し，具体的には，

- たい肥などの有機質資材の施用に関する技術で土壌改良効果の高いもの
- 肥料の施用に関する技術で化学合成肥料の施用を減少させる効果の高いもの
- 雑草・害虫などの防除に関する技術で化学合成農薬の使用を減少させる効果の高いもの，を挙げている．

また，環境保全型農業を広く全国規模で推進するため，全国環境保全型農業推進会議がある．これは，農林水産省が全国農業協同組合中央会に助成して設置した機関で，生産者はもとより，消費者，食品産業，学識経験者，行政機関など24名の委員から構成されている．委員長は東京大学名誉教授で，この本の第5章の執筆者である熊澤喜久雄氏である．

この会議は，これまで環境保全型農業推進憲章の制定や環境保全型農業推進コンクールの実施などを通じて，環境保全型農業を国民に向けて幅広く宣伝し，理解を呼びかけてきた．「持続農業法」に基づく認定農家の愛称名である「エコファーマー」も，この会議で決まったものである．

環境保全型農業の理念，環境保全型農業における「環境」と「保全」，農業における環境汚染と環境浄化，地域環境保全型農業の確立については，熊澤喜久雄氏の「岐阜を考える：特集21世紀の岐阜を考える－団塊世代の課題－」の「環境保全型農業と地域環境保全」に詳しいので，関心のある方は参照されたい[19]．

また，「環境保全型農業の課題と展望－我が国農業の新たな展開に向けて－，大日本農会叢書4，大日本農会 (2003)」[20]と題するする冊子がある．大日本農会は，わが国がこれから環境と調和した持続的な農業を確立するために，どのような対応をするべきか，平成11 (1999) 年から平成15 (2003) 年

にわたって環境保全型農業研究会を開催して考えてきた．その研究会は，21回の会合と6回の現地調査を足かけ5年にわたり行い，平成15（2003）年4月に終了した．本書はこれを取りまとめた大著である．さらに最近では，西尾道徳氏が環境保全型農業レポートと題して農山漁村文化協会のホームページ[21]に国内外の情報を提供している．

3．代替医療と代替農業の連携

1）土壌と健康な世界

ノーベル医学生理学賞を受賞したアレキシス・カレルは，地球がほとんど回復できないほど病んでいることを，今から95年前の1912年に明確に認識していた．

「人間－この未知なるもの」の中でカレルは，次のような警告をしている．土壌は人間生活全般の基礎だから，近代的な農業経済学のやり方によってわれわれが崩壊させてきた土壌に再び調和をもたらす以外に，健康な世界がやってくる見込みはない．土壌の肥沃度（地力）に応じて生き物は全て健康か不健康になる．全ての食物は，直接的であれ間接的であれ，土壌から生じてくるからである．この文章は，ピーター・トムプキンズとクリストファー・バードの著書「土壌の神秘」の序論の冒頭に記されている[22]．

これまで多くの土壌は，酷使され，さらに消耗されつづけてきた．そのうえ多くの土壌には，さまざまな化学合成物質が添加されてきた．したがって，土壌全般が必ずしも健全な状態にあるとは言い難い．そのため，その地で生産される食物の質は損なわれ，それが原因となって，われわれの健康も損なわれかねない状況にある．カレルの言うように，栄養失調も栄養のアンバランスも土壌から始まっているといって過言ではない．

笑顔の幼児のはずむような健康は，その子どもたちの体が健全な食物と良好な環境に依存しているであろうことに疑いない．土壌の成分が植物，動物，人間の細胞の代謝をコントロールしているとも，カレルは言う．微生物やウイルスを除くほとんどの病気は，空気や水や土壌や食物の中にある人間が生

きていくうえで必要な元素間の調和が崩れることによって生じる．中でも食の基となる土壌の中の元素のバランスが最も重要なのである．

ここには農医連携の原点がある．環境保全型農業であれ他の農法・手段であれ，健全なバランスのとれた土壌から生産された作物を人間が摂取することによって，健康が維持されるのである．

2） われらは畢竟土との共同体

一方，わが国には「身土不二」という言葉がある．この言葉の語源は，古い中国の仏教書「盧山蓮宗寶鑑」(1305年) にある．本来の意味は，仏心と仏土は不二であることを示したものである[23]．食と風土と健康に強い関心を抱く限られた人たちの間で，いわば内輪の規範としてこの言葉は用いられていたが，近年一般の人たちの間にも広がりつつある．土が人の命，命は土，人間は土そのものと解釈される．これは，上述したアレキシス・カレルの言葉と同様な意味あいをもつ．

広く解釈すれば，「医食同源」なる言葉もこれらの範疇に属するであろう．「医食同源」という言葉は，病気を治すのも食事をするのも生命を養い健康を保つためで，その本質は同じであることを意味する．人びとが積み重ねてきた生活から培われた一種の知恵である．この言葉が最初に見られるのは，丹波康頼（永観2年：984）によって著された最古の医書（医心方：いしんぽう）といわれる．また，大辞林によれば，「病気の治療も普段の食事もともに人間の生命を養い健康を維持するためのもので，その源は同じであるとする考え方．中国で古くから言われる」とあるが，言葉の出典については，どうもそうではなさそうである．詳しくは，北里大学ホームページの「農医連携」[24]を参照されたい．

明治・大正の小説家，徳冨健次郎（蘆花）の著書，「みみずのたはこと」[25]の中にも同様な意味の文章がある．「土の上に生れ，土の生むものを食うて生き，而して死んで土になる．我等は畢竟土の化物である．土の化物に一番適當した仕事は，土に働くことであらねばならぬ．あらゆる生活の方法の中，尤もよきものを撰み得た者は農である」．

3) われらは畢竟化学合成物質との共存体

　カレルは,「文明が進歩すればするほど,文明は自然食から遠ざかる」とも言っている．いまでは,われわれが飲む毎日の水,常に呼吸する大気,種子や苗を育む土壌,日夜欠かすことのできない食品のいずれにも,何らかの化学合成物質が共存している．食品には,そのうえ加工,着色,漂白,加熱,防腐,保存のために化学合成物質が添加されている．もちろんこれらの化学合成物質の多くは,人間の健康に影響を及ぼさない．しかし,幾つもの化学合成物質による複合影響についての証左は今なお未解明な状況にある.

　われわれは肥料を含むこれらの化学合成物質のお陰で,増加しつつある人口に多くの食料を提供し文明を謳歌している．さらに,まだ世界には多くの貧民や難民がいるとはいえ,これらの化学物質は多くの人びとの飢餓と貧困を克服し,文明を維持してきた．20世紀は技術知の勝利であった.

　しかし,思い起こせば,われわれの生活には19世紀の半ばから様々な化学合成物質が取り込まれつづけてきたことは歪めない.

　たとえば,無機栄養説で著名なユスタフ・フォン・リービヒの化学肥料,人造染料で名を馳せたウイリアム・ヘンリー・パーキンの染料,夢でサルが手を繋いでいたというフリードリッヒ・フォン・ケクレのベンゼン環をもつ化学物質,化学肥料の源のフリッツ・ハーバーとカール・ボッシュのアンモニア,殺虫剤のきわめつきであるパウル・ミュラーのDDT,そして,その延長上にはクロルデン,ヘプタクロル,ディルドリン,アルドリン,エンドリンといったDDTと同様な塩化炭素系の殺虫剤とパラチオンやマラチオンなどの有機リン系農薬があった．そのうえ近年では,ダイオキシン類の化学合成物質が大気から混入する[26].

　このような化学合成物質との共存のもとで,将来はたして幼児の弾けるような笑顔に出会うことができるのであろうか.

4）連鎖：土壌・河川・海洋－作物・家畜・魚－食品－人

　食う・食われるの関係をたどると，ある一定の場所に生息している生物の間に，ある種の鎖状の関係を見いだすことができる．これらの繋がりを食物連鎖と呼ぶ．このような関係が結ばれるためには，関係する生物が類似した場所に所属していなければならない．つまり，食物連鎖は生物群集の中の構造ということができる．食物連鎖では，植物と草食動物の関係をのぞけば，通常食う側の方が食われる側よりも大きい．

　地形連鎖という言葉もある．ある一定の空間の森林，草地，樹園地，畑，水田地帯などの土地利用を一繋がりの鎖としてみたとき，これを地形連鎖という．ある物質の循環や流れをみるときに用いられる概念である．

　土壌から作物・家畜を経て獲得された食物，河川・海洋から魚介類を経て獲得された食物，あるいはこれらを加工して作られた食品を人びとは食用に資する．これらは一定の空間や場所に所属してはいないが，俯瞰的な視点からすれば，これも一繋がりの鎖としてみることができる．土壌・河川・海洋の成分と人が摂取する成分は繋がっているのである．

　このような視点からすれば当然のことであるが，カレルの言うように土壌・河川・海洋の健全さは，即，人の健康と同じことになる．土壌・河川・海洋における過剰な重金属，廃棄物，農薬，肥料などは，土壌・河川・海洋の不健全な養分バランスや呼吸をもたらし，そこに生育する生物の健康を害する．

　ここに説明するまでもなく，われわれはこれらのことを塩化メチル水銀による水俣病，カドミウムによるイタイイタイ病から学んだ．工場から排出された水銀による海底土や海草の汚染は，魚介類の汚染に繋がる．魚介類を食する人はこれらの過程でメチル化された水銀によって毒される．カドミウムを含む鉱山からの汚濁物質は，河川を汚染し水田に流入する．水田で生育したイネには，土壌を通してカドミウムが集積する．カドミウムを過剰に食した人は健康を害される結果になる．

　土壌の汚染防止や地力増進は，人の健康の維持や増進でもある．また，土壌の正常な呼吸は人の健全な呼吸でもある．さらに，地力を増進させるため

の土壌の休閑は，人の健康を維持させる休息の時期にも相当するのである．

5) 農医連携における正の影響と負の影響

代替医療と代替農業の視点から農医連携の科学を追う場合，その影響を正と負の視点から眺めることができる．

正の影響要因として，動物セラピー，サプリメント，森林浴，薬草類の活用，環境保全・緑化，アロマセラピー，医食同源，身土不二，安らぎ緑空間などが考えられる．

負の影響要因として，スギ花粉，鳥インフルエンザ，重金属など有害物質，窒素，マラリア，畜産廃棄物，BSEなど感染症，ファーストフード，家畜や養魚の抗生物質，耐性菌などが取り上げられる．

これらの正負の影響要因を促進したり抑制・制御するための研究や教育が，今後環境を通してますます必要になって来るであろう．

6) 代替医療と代替農業の科学を目指して

カレルの指摘した土壌と人の健康のかかわりは，すでに現実として在るが，この問題を克服しようとする国際的な試みが現れてきた[26]．

1924年に設立され82年の歴史を持つ国際土壌科学会議が，第18回目の国際会議を－土壌・安全食品・健康－をモットーに2006年7月9日から7日間，アメリカのフィラデルフィアで開催された．今回の土壌科学会議は次の4部門から構成されている．1) Soil in Space and Time, 2) Properties and Processes, 3) Soil Use and Management, 4) The Role of Soils in Sustainig Society and Environment.

上述した4番目の部門は5分野からなる．このうち，4-2) Soils, Food Security and Human Health が新たな分野である．この4番目の部門は，3人の演者を立て「土壌と健康」と題するシンポジウムを開催した．またこの4-2)分野は，「食物と健康の栄養分に影響する土壌の質」と題したポスターシンポジウムを開催した．

招待講演は，Science for Health and Well Being (健康と幸福のための科

学），From Aspergillus to Timbuktu : African Dust, Coral Reefs and Human Health（遠くまで運ばれるカビ：アフリカのダスト，珊瑚礁および人の健康）および Soil and Geomedicine（土壌と地理医学）であった．

　上述した国際土壌科学会議の動向を見るまでもなく，現在のわれわれ社会が直面している様々な事象，すなわち鳥インフルエンザ，ニュートリゲノミクス，動物媒介感染症，気候変動と健康影響，機能性食品，環境保全型農業，残留性有機汚染物質（POPs），環境・植物・動物・人間と過剰窒素，コーデックス（Codex），動物介在療法などは，いずれも農と環境と健康に関わっている．

　これらの関わりは，われわれ社会が直面している現在の様々な問題を解決するためには，次のことが必要であることを示唆する．すなわち，人びとが農と環境と医の連携が必要であることを認識・自覚し，そのうえ連携を達成するための教育，研究および社会の構造を構築し，さらにはそれらの成果を得るための良好なシステムを創出する必要性である．

　ところで，農と医はかつて同根であった．そして現在でも類似した道を歩いている．医学には代替医療があり，農学には代替農業がある．すでにこれまでも述べてきたが，前者は西洋医学を中心とした近代医学に対して，それを代替・補完する医療である．後者は，化学肥料や農薬を中心とした集約的農業生産に対して，これを代替・補完する農法である．いずれも生命科学としての特徴を共有している．21世紀に入って医学はヒトゲノムの，農学はイネゲノムの塩基配列を解読する全作業を完了している．農と医が連携できる素地はすでにある．

　また，日本学術会議は1年前に従来の7部制から「人文科学」，「生命科学」および「理学及び工学」の3部制に移行した．農学と医学はいずれも「生命科学」に属する．いまこそ，農医連携の名の下に，それぞれの学問分野で獲得した技術知や生態知を統合知に止揚する時代が来たのである．その際，忘れてならないことは，これまでもそしてこれからも両方の学問が環境を通して展開されていることである．環境を通した農学と医学の連携が，この分野の原論と研究と教育にとって今ほど求められている時代はない．

「身土不二」やカレルに代表される言葉の意味を考えるとき,それらの先駆性にしばしば驚愕させられる.その言葉やカレルは,今もなおわれわれの前方をゆっくりと歩みながら,われわれの遅れた到着を待ちわびている.彼らが開拓してきた道は,今ではすっかり夏の雑草に覆われてしまっているように見える.その雑草を早く切り払い,われわれはもう一度,その道を歩み直さなければならない.農医連携の研究や教育を促進させるために,われわれに残された時間は多くない.

本稿の執筆に当たって,代替医療に関しては北里生命科学研究所長の山田陽城氏に,代替農業に関しては東京大学名誉教授の熊澤喜久雄氏にご意見をいただいた.記して,ここに感謝の意を表する.

引用文献・資料

1) 久馬一剛・嘉田良平・西村和雄監訳:代替農業,全米研究協議会リポート,自然農法国際研究開発センター・農山漁村文化協会(1992)
2) AJAA ホームページ:http://eap.mcgill.ca/MagRack/AJAA/ajaa_ind.htm
3) 日本補完代替医療学会ホームページ:http://www.jcam-net.jp/
4) 上野圭一:補完代替医療入門,岩波アクティブ新書64,岩波書店(2003)
5) 渥美和彦・廣瀬輝男:代替医療のすすめ−患者中心の医療をつくる−,日本医療企画(2001)
6) バリー・R・キャシレス著,浅田仁子・長谷川淳史訳:代替医療ガイドブック,春秋社(2001)
7) NCCAM ホームページ:(National Center for Complementary and Alternative Medicine) http://nccam.nih.gov/
8) 第1回「健康食品」に係る制度のあり方に関する検討会:
   http://www.mhlw.go.jp/shingi/2003/04/s0423-6b9.html
9) オックスフォード大学出版局:
   http://www.oxfordjournals.org/ecam/about.html
10) 代替医療:フリー百科事典『ウィキペディア(Wikipedia)』
    http://ja.wikipedia.org/wiki/

11) カムネット/代替医療利用者ネットワーク：
http://camunet.gr.jp/whatsnew/041208_1.html
12) 代替医療：http://www.nsknet.or.jp/~nagasato/daitai.html
13) Health Net Media ホームページ：
http://www.health-station.com/topic125.html
14) JACT ホームページ：http://www.jact.or.jp/
15) 病気のはなし・病気辞典・病気：
http://homepage3.nifty.com/mickeym/simin/66daigae.html
16) JAMA ホームページ：http://jama.ama-assn.org/
17) ASCO ホームページ：http://www.annieappleseedproject.org/ascocam.html
18) 環境保全型農業対策室ホームページ：http://www.maff.go.jp/eco.htm
19) 熊澤喜久雄：環境保全型農業と地域環境保全：
http://www.gpc.pref.gifu.jp/infomag/gifu/100/4-kumazawa.html
20) 持続可能な農業への道：大日本農会叢書3, 大日本農会 (2001), 環境保全型農業の課題と展望－我が国農業の新たな展開に向けて－：大日本農会叢書 4, 大日本農会（2003）
21) 西尾道徳：農文協ホームページ，http://libnews.ruralnet.or.jp/nishio/
22) ピーター・トムプキンズ，クリストファー・バード著，新井昭廣訳：土壌の神秘，春秋社 (1998)
23) 山下惣一：身土不二の研究，創森社 (1998)
24) 北里大学ホームページ：農医連携，
http://www.kitasato-u.ac.jp/daigaku/noui/noui_no02.html
25) 徳冨健次郎：みみずのたはこと，岩波書店 (1938)
26) 陽　捷行：農医連携の視点から肥料を考える，季刊肥料，平成19年冬号，22-25 (2007)

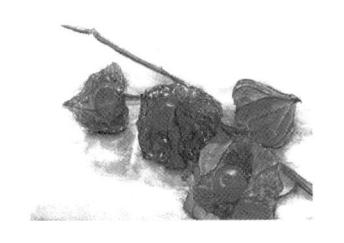

第2章 代替医療と東洋医学
― 科学的解明による evidence を求めて ―

山田 陽城

北里大学北里生命科学研究所

はじめに

1) 代替医療とは

相補・代替医療（Complementary and alternative medicine）は，今日，世界の主流となっている西洋医学に基づく医療に対し，これらを補完するもの，ないしはこれらと異なるアプローチによる医療として，欧米の視点から生まれた言葉である．したがって，CAM の定義は国によって異なっている．CAM には伝統的療法，民間療法，カイロプラクティクス，心理療法，食餌療法，ヨーガ，ホメオパシー，マッサージ，指圧，ハーブ療法，健康食品療法，瞑想などが含まれており，伝統的療法として漢方や鍼等が加えられるが，これらは日本では正式な医療となっている．先進国においては慢性疾患や生活習慣病が増加しており，治療だけでなく予防対策の重要性も認識されてきた中で CAM への要請も高まっている．

米国では，その具体的対応策として1994年に栄養補助食品健康教育法（Dietary Supplement Health and Education Act：DSHEA）を制定し，ハーブの有効性を食品領域でも積極的に活用する道を開いている．このように，CAMには物理療法をはじめとする種々の療法があり，生薬を用いる療法はその一部となっている．

WHOもCAMを正式に認め，自国の伝統医学以外の伝統医学についてを含むものと定義していることから，CAMの厳密な内容は国によって異なっている[1,2]．

2）伝統医学と漢方医学

世界各地域には種々の伝統医学があり，これらは各地域・民族の医療文化としての側面も有している．各地域の伝統医学には中国系医学の漢方医学や中医学，韓医学，鍼灸，気功やインド系医学のアーユルヴェーダやヨーガ，欧米系医学のホメオパシーやカイロプラクティックなど物理療法や生薬を用いる療法など種々のものが存在する[3,4]．

日本の代表的な伝統医学である漢方医学は中国伝統医学を起源としており，6世紀にわが国に伝来したとされている．7世紀以降，遣隋使や遣唐使による中国との正式な交流に伴い，医学文化が大量に輸入されるようになった．その後，平安時代には日本独自の医学書も編纂されるようになり，中国からの医書の伝来を経ながら，中国医学が日本に根付いていった．

16世紀に入り，オランダ医学が日本に伝えられたが，17世紀後半の江戸時代中～後期にかけ，日本の漢方医学は独自の発展を遂げ，日本的な漢方の概念がこの時点で形成されていった．明治時代に入り，西洋化と富国強兵を目指す新政府は，西洋医学を学んだ者のみを医師として認め，漢方医学廃絶の方針を打ち出したため漢方は極端に衰退した．しかしながら，細々と続いてきた漢方医学の研究と臨床は，20世紀に入り多くの先人の努力により見直され，存続復興していくこととなったのである．

新薬による薬害問題や疾病構造の大きな変化の中で，1976年には医療用漢方製剤（エキス剤）が開発され，漢方は健康保険医療に導入されている．

現在，漢方薬は日本の医師の70～80％が何らかの形で治療に用いており，全人的医療としての本来の役割に加え，西洋医学の補完的な医療として現代医療の中で重要な位置付けにある．このように日本の視点からは，漢方医学を含む東洋医学は代替医療ではなく正式な医療に分類される．

　一方，米国においては，1994年の栄養補助食品健康教育法を経て代替医療が盛んとなり，その後国立衛生研究所（NIH）に代替医療の国立センター（National Center for Complementary and Alternative Medicine）が開設されるに至り，同センターを経て全米の主要な大学医学部に大型研究費が配分され，神経，癌，免疫，生活習慣病に対する代替医療の研究が活発に展開されている．米国の代替医療は西洋医学の補完医療としての目的が中心となっているが，米国の視点からは，東洋医学を含む西洋医学以外の医療を代替医療として定義している．このように，漢方や鍼灸などの東洋医学は特に欧米を中心としたグローバルな視点からは代替医療として扱わざるを得ない側面を有している．漢方医学をはじめとする伝統医学は，長い臨床経験から有効性が認められているものも多いが，その薬効に対する裏付けとしての科学的なエビデンスを積み上げていくことがきわめて重要である．

　現在，日本，中国，台湾，韓国においては漢方医学や中医学，鍼灸などの東洋医学（伝統医学）の基礎・臨床研究が活発に展開されており，またヨーロッパでは，臨床で用いる薬の20％に植物薬を用いるドイツなどにおいても基礎・臨床研究が盛んに行われている．米国においても，前述の通り代替医療の研究が盛んに行なわれている．伝統医学や代替医療は新薬とは作用メカニズムが大きく異なる点もあることから，そのエビデンスを求めるために既存の方法とは異なる新たな評価方法の開発も求められる．

　漢方薬の研究はこれまで漢方医学の研究と漢方薬学の研究が車の両輪の役割を果たして相互に関連しながら発展してきた．すなわち，漢方医学研究においては臨床効果の客観的な実証のための研究が，また漢方薬学研究においては薬理作用やその作用メカニズム，作用成分の解明，品質管理などの研究が成されている．漢方薬は新薬のような単一成分ではなく，複数の薬効成分を含んでおり，またその作用メカニズムも新薬と異なる点が多いことから，研

究の新たな方法論の開発も重要である．これまで日本の漢方の研究は，先端的な技術を駆使した研究が活発に展開されており，研究の方法論についてもこれまでの蓄積が成されているため，代替医療や健康食品の研究にこれらを応用することが可能である[3]．その点で，代替医療にエビデンスを加える研究には日本のリーダーシップが大いに期待されるところである．

1．漢方薬の特徴とエビデンスを求めて

漢方薬は種々の疾患に用いられているが，特に対象となる疾患として，1. 慢性疾患，2. 病後や術後の体力低下の改善，3. 高齢者の疾患（多臓器疾患，骨粗鬆症，老人性認知症，前立腺肥大），4. アレルギー性疾患（喘息，アレルギー性鼻炎，アトピー性皮膚炎），5. 癌の補助療法，6. 生活習慣病（高血圧，糖尿病，大腸癌），7. 感染症（ウイルス性疾患，細菌性疾患），8. 婦人科系疾患（更年期障害，冷え性）などが挙げられる．これらには西洋医学における治療法では困難を極めているものが多く，漢方薬で一定の治療効果が認められている．

漢方薬は一般に複数の生薬を配分量に従って配合した漢方処方として用いられており，各々の処方には処方名がついている．たとえば，葛根湯は葛根をはじめとする植物の草根木皮からなる7種の生薬が配合されている．漢方医療は患者さん1人1人に対する個の医療であり，その診断は病名によらず，患者さんの「証」と呼ばれる全身の症候から，その患者さんの症候に対応する漢方薬を選択し，これを治療に用いる．たとえば，葛根湯は比較的強壮な体質の人が感冒のような熱性病にかかり，その初期症状として悪寒，発熱，頭痛，項背部のこわばりなどを訴え，自然発汗のない状態に用いられる．病気の原因には環境要因と遺伝要因があるが，生活習慣病の場合には前者の要因が大きな割合を占めている．通常，遺伝要因に環境要因が加わり，これに症状としての生体要素のバランスを示す気血水や，病気のステージを示す六病位や，臓器の動きとしての五臓などの状態から患者さんの証が導き出され，対応する漢方処方が選択される．ヒトのゲノム解析が終了した今日，これを応用したテーラーメード医療による個の医療へとこれからの医療は向かっているが，漢方医学では2000年以上前からすでに個の医療を重視していたことに

改めて驚かされる.

　漢方薬は体質が強壮である者を実証とし,これに対し体質が虚弱な者は虚証として「証」を決定する因子の一つとしてとらえ,虚実により用いる薬も使い分けがなされている.すなわち,大黄,麻黄,黄連,石膏など瀉する薬は虚証の患者さんの病態をさらに悪化させる可能性があることから,その使用は好ましくないとして通常用いない.「証」の科学化は難解な問題であるが,多因子によって生じた病態である「証」を科学的に解明していくために多様な因子を網羅的に解析できる手法を取り入れる必要がある.富山大学(旧富山医科薬科大学)の済木育夫教授は,生命活動を実際に担い,ヒトのある時点における状態を表現しているタンパク質の発現に注目して,最近,それぞれの証におけるプロテオーム解析と証診断の指標となるマーカーの探索を試みている[4].漢方医学では四診と呼ばれる診断法に基づいて,患者さん1人ごとの「証」を定め,治療に用いる漢方薬が選択されるが,病名診断による診療を行ってきた漢方を専門としない医師には証の概念はつかみにくいなどの問題があるため,漢方薬の効力にまで疑問が持たれることもある.この「証」が西洋医学的に理解されるようになれば漢方薬がより身近なものとなり,治療にもっと役立てることができるものと考えられる.証は個人ごとの遺伝情報の差異(遺伝的多型)と遺伝子発現から翻訳,修飾などの過程において生体の状況や環境因子による影響を受けた結果の表現系として反映されると考えられ,表現型に結びついた病態に関するタンパク質群を検索するために,プロテオーム解析が有力であると考えられる.済木らはこのような考え方から,漢方医学でいうところの瘀血(おけつ)病態に着目し,証の疾患マーカーの探索を行っている.瘀血は西洋医学的には微小循環障害に伴って生じる種々の病態を指しており,更年期障害,関節リウマチなど種々の疾患との関連が明らかとなっている.すなわち,漢方診断で瘀血と診断された患者さんの治療前後の血漿について,プロテインチップシステムを用いたプロテオーム解析を実施した上で,その結果を比較検討し,幾つかの瘀血患者特有のピークを確認した.さらに,瘀血病態に用いられる漢方方剤の桂枝茯苓丸を患者に投与したところ,瘀血の改善に伴い増減するピークが確認され,これを利用する

ことにより瘀血の疾患マーカーを探索する試みがなされている．

　漢方薬は複数の生薬を配合した処方として用いられ，そのエキス中には構成生薬に由来する多成分の化合物が含まれていることから，多成分系の薬物群として，薬物をとらえることが必要である．生薬は天然物由来の薬であることから，常に一定の成分の薬物が治療に用いられることが必要であり，その品質管理はきわめて重要である．現在，三次元高速液体クロマトグラフィーによる溶出パターンのフィンガープリント分析などが漢方薬の品質の分析法として用いられている．単一化合物の新薬は細胞のレセプターや酵素などの標的に対し，特異的に作用する場合が多いのに対し，多成分系の漢方薬は多成分であるがゆえに複数の作用点に対し作用することで，総合的な作用が期待できる（図2.1）．また成分間で相乗作用など種々の複合作用が働くことも知られている．漢方薬は神経系，内分泌系，免疫系などの生体システムの異常により生じた病態を正常化する働きをするため，これらの生体システムの異常に基づく神経疾患やアレルギー，自己免疫疾患，虚弱体質，更年期障害等の病態を改善することが，新薬と比べ比較的得意である．

　次に，漢方薬の薬効発現機序の解析についての実例を筆者の研究グループの最近の研究から紹介する．

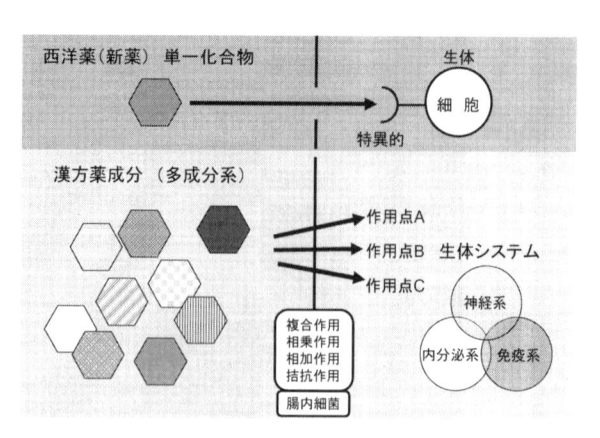

図2.1　新薬と漢方薬の作用の比較

2. 漢方薬の作用メカニズムの解析

1) 小青竜湯の気道炎症調節作用

小青竜湯は半夏，麻黄，桂皮，芍薬，五味子，細辛，甘草，乾姜の8種の生薬から構成される漢方処方で，気管支炎や感冒，気管支喘息，鼻炎，アレルギー性鼻炎などの治療に用いられている．小青竜湯の適応のうち，感冒と気管支喘息に対する薬効について気道炎症調節作用の視点から検討した．

漢方薬の抗インフルエンザウイルス作用について検討するため，インフルエンザウイルス A/PR/8/34（H1N1）を経鼻接種することによって感染させたマウスに，小青竜湯を感染7日前より感染5日後まで連日経口投与したところ，感染5日後の鼻腔洗液および肺洗液中に現れていたウイルス価を有意に低下させた．さらに，ウイルス抗原に特異的な感染防御のための IgA 抗体価も鼻腔および肺洗液中で有意に増加させていた[5]．小青竜湯による抗ウイルス作用の機序を調べてみると，小青竜湯は経口投与により腸管免疫系のパイエル板のT細胞を活性化し，インフルエンザウイルスまたはインフルエンザワクチンの経鼻接種に対し，鼻腔粘膜でインフルエンザウイルスに特異的なIgA抗体産生細胞数を増加させることにより気道粘膜免疫を増強させること

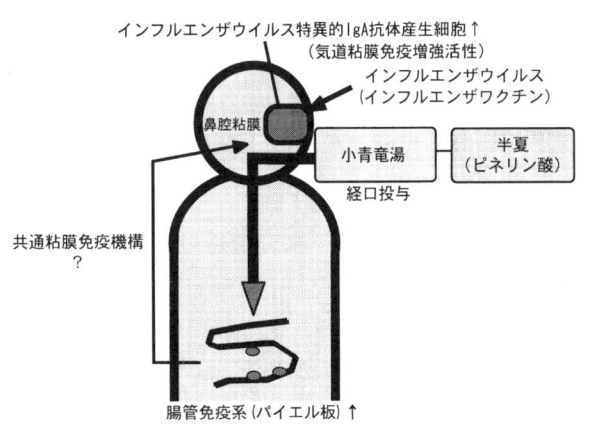

図 2.2　小青竜湯による気道粘膜免疫系の調節作用

が明らかになった(図2.2)[6,7]．この気道粘膜免疫調節作用は小青竜湯の構成生薬中の半夏に基づくことがわかり，さらに活性物質の精製によりピネリン酸(trihydroxy-10 ital-octadecenoic acid)が活性本体であることが明らかになった[8]．小青竜湯は気管支喘息の治療にも用いられるが，卵白アルブミンの投与により作製した気道炎症モデルマウスの，亢進した気道過敏症を低下させた．さらに同モデルマウスの肺中で増加した抗原特異的IgE抗体価を減少させ，同様の効果がピネリン酸の経口投与によっても認められた．T細胞は，ヘルパーT細胞とサプレッサーT細胞のサブセットに分けられるが，ヘルパーT細胞はサイトカイン産生パターンによって，さらにIFNγを産生するTh1と，IL-4やIL-5を産生するTh2の2種のサブセットに分けられる．Th1とTh2はそれぞれ体液性免疫および細胞性免疫を調節しているが，Th2細胞が優位となるとアレルギー状態になるなどTh1-Th2バランスの乱れが種々のアレルギー性疾患の発症や病態形成に関与することが明らかにされている．気道炎症モデルマウスは，肺でTh2優位となっていたが，小青竜湯の経口投与によりTh1優位となり，このことにより気管支喘息が改善されることも明らかとなっている[8,9]．

2) 十全大補湯の造血作用と免疫調節作用

十全大補湯は黄耆，桂皮，地黄，芍薬，川芎，白朮，当帰，人参，茯苓，甘草の10種の生薬から構成されており，術後，病後あるいは慢性疾患などで疲労衰弱している場合，貧血症などに用いられている．このことから，本処方は免疫系や造血系の調節作用を有していると考えられている[10]．

十全大補湯は，貧血症や抗癌剤，放射線治療の副作用による骨髄機能の抑制，白血球減少，血小板減少を軽減することでQOL(Quality of life)の改善をする．赤血球や血小板など血液細胞は骨髄の幹細胞が分化をすることにより作られるが，関西医大の池原進教授や比舎弘子先生の研究により，十全大補湯の投与により，骨髄の幹細胞の増殖が促進されることが細胞と動物による実験で明らかにされている[10]．また，この作用成分がリノレン酸などのC_{18}不飽和脂肪酸であることを池原教授グループと筆者の研究グループの共

同研究により解明している[10,11]．

漢方薬は経口的に投与されることから，腸管から薬効成分の一部が吸収され門脈を通じ肝臓に入り，代謝等を受け全身循環に運ばれ，薬理作用を示すと考えられている．一方，腸管から吸収されにくい物質も腸管パイエル板のリンパ球や腸管上皮間リンパ球に作用し，リンパ液や腸管膜リンパ節を経て腸管粘膜免疫系に作用することが考えられる（図2.3）．このことから，漢方薬の薬効機序として腸管免疫系が重要な役割を果たすと考えられる．食品や健康食品も口から摂取されることから，その作用について腸管免疫系との関わりを明らかにしていくことはきわめて重要である．十全大補湯の免疫系に対する作用を調べてみると，肝臓ではTh1，Th2両サイトカインの産生を誘導すること，また肝NKT細胞を誘導することも明らかとなった[10,12]．NKT細胞は癌の転移抑制作用や自己免疫疾患に対する作用が知られていることから，この結果は十全大補湯による癌転移抑制作用と何らかの関連があることが推定される．十全大補湯はさらに腸管免疫系においてパイエル板からの骨髄細胞増強因子の産生を促進することやIFN-γ産生促進によるTh1リンパ球の誘導作用が，また全身免疫系においては液性免疫を増強することや，細胞性免疫反応を賦活することなどが明らかとなっている．

十全大補湯の腸管免疫系に対する薬効成分を解析するため，十全大補湯のエキス（TJ-48原末）を分画し活性を調べてみると，透析性画分F-3と粗多糖画分F-5に活性が認められた．F-3およびF-5はさらに精製を行い，それぞれ活性成分がリグニン-糖複合体およびアラビノガラクタンを含む多糖であることが明らかになった[10]．十全大補湯の10種の構成生薬中，活性成分がどの

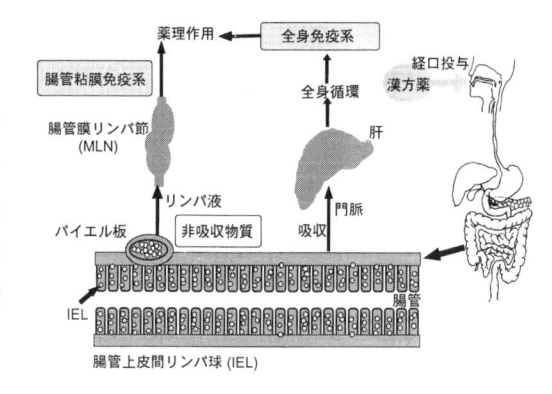

図2.3 漢方薬による全身免疫系と腸管免疫系の調節作用

生薬に基づくのかを明らかとするため，各構成生薬より得られたエキスからF-3画分を調節して活性を調べたところ，いずれの構成生薬からのF-3画分も活性が示されなかった．そこで，構成生薬間の複合効果により活性が現れた可能性を考え，種々の生薬の組み合わせによる活性発現について検討した．

その結果，蒼朮，人参，茯苓，甘草に桂枝，黄耆を合わせ一緒に煎出を行い調製したF-3画分に腸管免疫促進活性が認められた．このことにより十全大補湯の腸管免疫促進活性は構成生薬の複合効果により現れることが明らかになった[13]．さらに，構成生薬中，蒼朮のF-5画分に腸管免疫促進活性を認め，活性本体がアラビノガラクタンであることも明らかにした．蒼朮のアラビノガラクタンはβ(1→3)結合ガラクタンを主鎖とし，その6位に単糖から8糖鎖までの種々の長さのβ(1→6)結合ガラクトース鎖が側鎖として結合しており，比較的長鎖のβ(1→6)ガラクトース鎖が活性の発現に必要であることが明らかにされている[8,10]．

3）加味温胆湯の脳機能改善作用

加味温胆湯は13種の生薬（半夏，竹筎，枳実，茯苓，人参，陳皮，甘草，遠志，玄参，地黄，大棗，酸棗仁，生姜）から構成される処方で，不眠症や神経症の治療に用いられている．筆者らは高齢化社会の中での認知症などの高齢者に多い病気に対し，全身状態をマイルドに改善する漢方薬は適していると考え，認知症に有効な漢方薬の探索を試みた．アルツハイマー症の患者さんの脳ではアセチルコリンの量が低下しており，またアセチルコリンの合成酵素であるコリンアセチルトランスフェラーゼ（ChAT）活性も低下しており，その低下の程度が認知症の重症度とよく相関していることが報告されている．そこで，ラット胎児の前脳基底野初代培養細胞を用い，これに漢方薬を添加することでChAT活性を増加させる処方をスクリーニングした[14,15]．

その結果，前述の加味温胆湯に他の漢方処方に較べきわめて高いChAT活性増加作用が認められた．加味温胆湯は受動的回避学習試験により，老齢マウスをはじめ種々の認知症モデル動物への経口投与で，これらの低下した記憶学習能を成熟ラットと同等にまで改善させた．また，老齢ラットの大脳皮

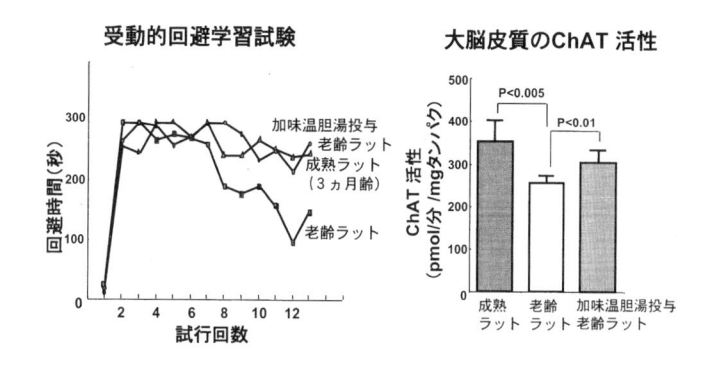

図2.4 認知症モデル動物としての老齢ラットの受動的回避行動に及ぼす加味温胆湯の作用

質の低下したChAT活性も加味温胆湯の投与により活性の回復が認められた（図2.4）[8,16]．加味温胆湯はアストログリア細胞の神経栄養因子（NGF）産生も促進した．加味温胆湯の13種の構成生薬を一味ずつ除いた処方を調製し，活性を検討してみると，遠志を除いた処方でChAT活性およびNGF産生能の著しい低下が認められ，これらの活性に遠志が関与していることが推定された．イボテン酸処置により脳のコリン作動性神経を破壊したラットへの遠志エキスの経口投与は大脳皮質の低下したChAT活性を回復させた．さらに，アストログリア細胞のNGF産生促進活性物質として遠志中のオンジサポニンが同定された．オンジサポニンは構造中に桂皮酸誘導体のシナピン酸を含んでいるが，シナピン酸の経口投与によっても大脳皮質のChAT活性増加作用が認められたことから，オンジサポニンの代謝産物としてのシナピン酸がこれらの活性に関与していることが推定された．加味温胆湯によるアルツハイマー症の患者さんに対する臨床効果については東北大医学部老年科の荒井啓行教授グループ，北里研究所東洋医学総合研究所の花輪壽彦先生との共同研究により検討された．加味温胆湯投与1年後の認知能力（MMSEスコア）について未処置での場合と比較してみると，加味温胆湯はアルツハイマー症に対する新薬のアリセプトより認知能力の進行を遅らせる点で優れていた．さらにアリセプトと加味温胆湯の併用により，さらに優れた効果が認められたことから本症の治療への応用に大きな期待がもたれている[15]．

最近再生医療の観点で神経幹細胞が注目されている．神経幹細胞は自己複製能を有しており，ニューロン，アストロサイト，オリゴデンドロサイトへの多分化能を有している．海馬神経幹細胞の増殖を阻害すると記憶学習能力が低下すること，抗うつ薬の投与により神経幹細胞が増加して神経細胞の新生が促進されることが最近報告されている．そこで，加味温胆湯の抗うつ作用をストレスによる動物モデルで評価してみると，抗うつ剤のミルナシプランと同様，加味温胆湯エキスもうつ状態を改善させた．またグルコルチコイド投与により海馬の神経幹細胞数を低下させたマウスに加味温胆湯を投与したところ，神経幹細胞の増殖促進活性が認められた．これらのことから加味温胆湯は抗うつ様作用も有しており，その作用に神経幹細胞の増殖分化が関与している可能性が示唆されている[17]．

3．食と健康

中国の周時代（前11〜前8世紀）の王朝制度を記したとされる古典として「周礼」がある．この中で医師は，専門領域を分けて食医（食事療法医），疾医（内科医），瘍医（外科医），獣医（軍馬・牛などを治療）の4種の専門医を制定しており，病気にならないよう食事面から健康指導をする食医が最も高い位置にランクされている．また，650年代の唐時代の医学書「千金方」には"健康維持や病気の予防の元は食物にあり，病気を迅速に治療するのが薬である"と記載されている．これらは，中国医学古典の根底を貫く哲学思想にある「未病を治す」の考えに通じており，いずれも食と予防医学の重要性についてを述べている[18]．

代替医療の対象となるものに健康食品があるが，これには個別許可型の特定保健用食品や規格基準型の栄養機能食品があり，いわゆる健康食品はこれらとは別の一般食品に含まれている．特定保健用食品は特定の保健の目的で摂取する者に対し，その摂取により当該保健の目的が期待できる旨の表示をすることができる食品で，個別に安全性・有効性に関する審査が必要で成分規格により安全性審査の法的義務付けがなされている．一方，栄養機能食品は基準に従い栄養成分の表示をする食品で，許可や申請は不要である．これ

に対し，一般食品は当然のことであるが，保健機能食品と紛らわしい名称，栄養成分の機能，特定の保険の目的が期待できる旨の表示をしてはならないものである．いわゆる健康食品は，安全性，品質管理，エビデンスが求められるが，現状の健康食品は特定保健用食品にかなり近いものから最近の批判にある如何わしいものまで玉石混淆の状況にあり，質の改善によってのみ健全な発展があるものと思われる．

われわれの健康状態は，病気の状態，病気と健康の中間のいわゆる半健康のグレーゾーンの状態，健康，と３つに大別できる．病気や病気に近いグレーゾーンの治療には新薬や漢方薬が有効と考えられるが，より健康に近いグレーゾーンや健康なヒトにとっては予防が重要でありこれらに機能性（健康）食品が大きな役割を果たすことが期待される（図2.5）．エビデンスのある代替医療を，現代医学的な方法で治療や予防が困難な状態に積極的に用いていくことは意味があると思われる．

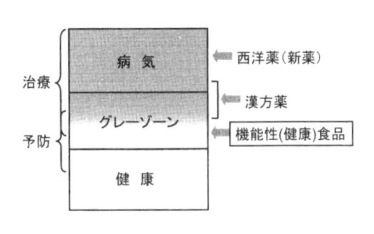

図2.5　機能性食品と新薬や漢方薬の役割の比較

4．農学系分野への東洋医学や代替医療の応用

漢方や鍼灸などの東洋医学治療は，人に対するばかりでなく獣医領域でも利用されている．ペット動物のイヌやネコに対する漢方薬による治療としては最近，イヌの認知障害に対する有効例が報告されている[19]．また，牛などの経済動物に対する鍼の利用で乳の出がよくなることなどが知られているし，競走馬に対する鍼や漢方治療も報告にある．獣医領域に機能性食品や健康食品を利用することで同様に動物の健康に対する寄与も期待できる．農学系分野への代替医療の利用は水産領域でも行われている．海藻を素材としたフコイダンや硫酸化フコイダンなどの多糖の抗腫瘍作用や抗凝固作用が研究されている．水産業への利用としては，パン酵母由来のβ（1→3）グルカンを魚の生体防御のため抗生物質の替わりに養殖時に用いることで，養殖の歩留まりを大幅に改善できることも知られている．これらのβ（1→3）グルカンは日

本で宿主介在性の抗腫瘍活性を有するものとして長く研究されてきたが，日本の技術がノルウェーに行き，今これが水産業への利用として逆輸入されている事実は興味深い[20]．

おわりに

北里大学が，推進する農医連携に代替医療とその周辺の事柄をどのように応用できるか考えてみると，農医の世界の中で農医連携はすでに実行されていることがたくさんあることに改めて気付かされる（図2.6）．漢方薬，機能性食品，食品とこれらのいずれについても資源の確保が重要であり，関連して植物，微生物，海洋生物などの天然素材の品質や安全性の確保が求められる．一方で，漢方薬や機能性食品もヒトや動物の治療や予防など保健のために重要であり，これらの動物での薬効評価は人の臨床への応用に欠くべからざるものであることなど農医の連携はすでに必然であり，今後益々サイエンスを通じこれらを関連づけていくことが必要であろう．これらに共通する必要のあるキーワードはエビデンスであり，エビデンスが農医の研究と教育の橋渡しとなることを確信する．

農学系学部と医療系学部を有する北里大学が，農医の世界をさらに押し広げ，新たな人材とイノベーションを生み出して行くことを期待してやまない．

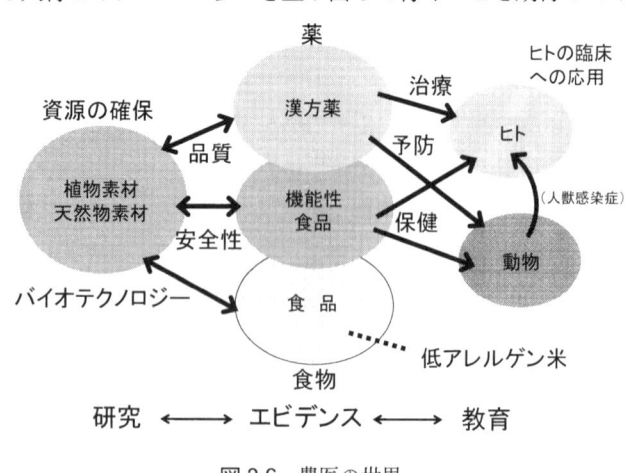

図2.6 農医の世界

引用文献

1) Legal Status of Traditional Medicine and Complementary/Alternative Medicine, A World Review, WHO (2001)

2) C. Bodeker, C. K. Ong, C. Grundy, C. Burford and K. Shein : WHO Global Atlas of Traditional, Complementary and Alternative Medicine, WHO, Center for Health Development Kobe, Japan (2005)

3) H. Yamada : Modern Scientific Approaches to Kampo Medicines, Asia Pacific J. Pharmacol., 9. 209-217 (1994) (Review).

4) 済木育夫：基礎からみた「証」の研究－漢方医学における「証」のプロテオミクス解析, 小児科診療, 9, 1401-1405 (2004)

5) T. Nagai and H. Yamada : *In vivo* anti-influenza virus activity of Kampo (Japanese herbal) medicine 'Sho-Seiryu-To' and its mode of action, Int. J. Immunopharmacol., 16, 605-613 (1994)

6) H. Yamada and T. Nagai : *In vivo* anti-influenza virus activity of Kampo medicine Sho-seiryu-to through mucosal immune system, Methods Find Exp. and Clin. Pharmacol, 20, 185-192 (1998)

7) T. Nagai and H. Yamada : *In vivo* antiinfluenza virus activity of Kampo (Japanese herbal) medicine 'Sho-seiryu-to'-Stimulation of mucosal immune system and effect on allergic pulmonary inflammation model mice, Immunopharmacol. Immunotoxicol., 20, 267-281 (1998)

8) H. Yamada : Studies on elucidation of action mechanism and active ingredients of Kampo medicines by basic research, J. Trad. Med., 22, 263-277 (2005) (Review)

9) T. Nagai, Y. Arai, M. Emori, S. Nunome, T. Yabe, T. Takeda and H. Yamada : Anti-allergic activity of a Kampo (Japanese herbal) medicine "Sho-seiryu-to (Xiao-Qing-Long-Tang) on airway inflammation model mouse, Int. Immunopharmacol., 4, 1353-1365 (2004)

10) H. Yamada : Juzen-taiho-to (Shi-Quan-Da-Bu-Tang)-Scientific evaluation

and clinical application (edited by H. Yamada and I. Saiki), CRC press, New York (2005)
11) H. Hisha, H. Yamada, M. H. Sakurai, H. Kiyohara, Y. Li, C-Z. Yu, N. Takemoto, H. Kawamura, K. Yamaura, S. Shinohara, Y. Komatsu, M. Aburada and S. Ikehara : Isolation and identification of hematopoietic stem cell-stimulating substances from Kampo (Japanese herbal) medicine, Juzen-Taiho-To, Blood, 90, 1022-1030 (1997)
12) T. Matsumoto, M. H. Sakurai, H. Kiyohara and H. Yamada : Orally administered decoction of Kampo (Japanese herbal) medicine, "Juzen-Taiho-To" modulates cytokine secretion and induces NKT cells in mouse liver, Immunopharmacol., 46, 149-161 (2000)
13) H. Kiyohara, T. Matsumoto and H. Yamada : Combination effect of component herbs of a Japanese herbal (Kampo) medicine, Juzen-taiho-to on expression of intestinal immune system, modulating activity, Evidence-based Complementary and Alternative Medicines (eCAM), 1, 83-91 (2004)
14) T. Yabe, K. Toriizuka and H. Yamada : Effects of Kampo medicines on choline acetyltransferase activity in rat embryo septal cultures, J. Trad. Med., 12, 54-60 (1995)
15) 山田陽城・矢部武士：痴呆と加味温胆湯，漢方と最新治療，10, 229-234 (1999)
16) T. Yabe, K. Toriizuka and H. Yamada : Kami-untan-to (KUT) improves cholinergic deficits in aged rats, Phytomedicine, 2, 253-258 (1996)
17) T. Yabe, Y. Inagaki, N. Ito, T. Nagai, H. Hanawa and H. Yamada : Effect of Kami-Untan-to on decreased murine neural stem cells which caused by stress or corticosteron treatment, 23, supp. 169 (2006)
18) 小曽戸洋：漢方の歴史，中国・日本の伝統医学，大修館書店 (1999).
19) A. Yasukawa, T. Kudoh, Y. Komatsu, N. Satoh and A. Asou : Attempt of treatment of dementia by Ninjin-Yoei-to, J. Trad. Med., 23, supp. 166 (2006)
20) 矢澤一良，ヘルスフード科学概論，成山堂書店 (2003)

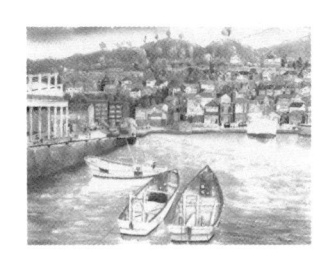

第3章　代替医療
―その目標と標榜名の落差について―

山口 宣夫

金沢医科大学教授

　ここ数年来漢方や鍼灸などの東洋医学，健康食品，温泉浴，アロマセラピーなど，西洋医学と別のいわゆる「代替医療」が注目を集めている．主に西洋医学が苦手とする分野でよりよい医療を提供するのが目的であるが，医療費の軽減に繋がるとの期待もある．漢方医学などは以前より価値が認められ，医療現場で広く用いられている．しかし一方では，玉石混交で科学的根拠がないとの指摘がある．

　このような指摘を回避するためには，積極的に医学，薬学，農学的な科学実験成績を得ると同時に，査読制度を備えた領域国際誌に論文として提出する手順を踏まねばならない．

<u>客観的な尺度が必要</u>

　世界各地にある代替医療の効果を評価するには，客観的で統一された尺度が必要となる．治療効果に対して主観的な評価方法しかなければ，それぞれの代替医療がひたすら各自の優位性を主張することにもつながりかねない．私たちはその尺度として「白血球の仲間であるリンパ球と顆粒球」を量的，質

的に評価する内容を提案し，オックスフォード大の取りまとめにより領域研究者の承認を得ている（図3.1）.

そして新国際誌 eCAM を4年前に立ち上げた（図3.2）.

本年7月には IF（impact factor）を取得できる予定である（06年10月現在の

	白血球亜群		免疫担当細胞	
	顆粒球	リンパ球	量的（CD マーカー）	質的（サイトカイン）
◎温泉浴				
◎ウォーキング	顆粒球	リンパ球	量的（CD マーカー）	質的（サイトカイン）
◎経口物質	顆粒球	リンパ球	量的（CD マーカー）	質的（サイトカイン）
◎鍼灸刺激	顆粒球	リンパ球	量的（CD マーカー）	質的（サイトカイン）
◎旋律的音響刺激	顆粒球	リンパ球	量的（CD マーカー）	質的（サイトカイン）
◎アロマセラピー	顆粒球	リンパ球	量的（CD マーカー）	質的（サイトカイン）

図 3.1　代替医療の評価法と数値化

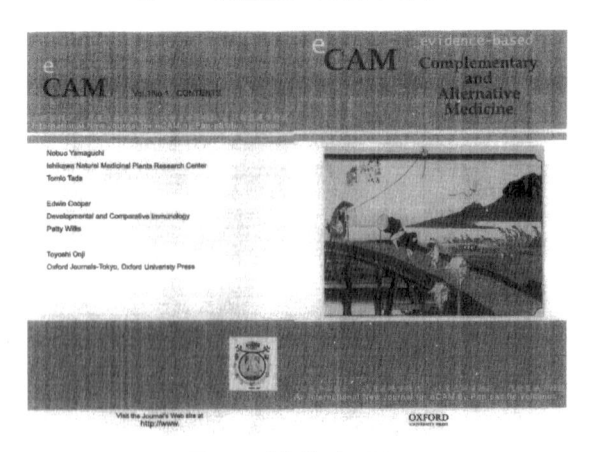

図 3.2　新国際誌 eCAM

予想値，1.67以上）．

　このような客観的尺度で評価し，且つ査読を受けた上で論文化されてはじめて討論の対象としなければ，徒に混乱を引き起こすことになりかねない．

　ところで，ここで尺度とするリンパ球と顆粒球は人間の免疫機能と深く関わっており，両者のバランスが崩れると免疫機能がうまく働かなくなって，がんやアレルギー性疾患，自己免疫疾患など難治性の疾患を招く可能性が大きくなるとされている．つまり逆にいえば，両者のバランスを適正化させる試みは患者，健常者を問わず年齢相応の範囲内で理想的な健康状態を追求することに繋がる．これが代替医療の目標である．

<u>背景に行き詰まり感</u>

　代替医療は15年ほど前からアメリカで注目され始め，その背景には西洋医学だけでは対応しきれない疾患が少なくないという行き詰まり感があった．現在，日本と欧米では二人に一人が各自の判断で何らかの代替医療を行っており，中でも健康補助食品類を摂取している人が多いという．

　代替医療という名称は，欧米の医学界が東洋医学などを指して命名したもので，西洋医学中心の思想が反映されたものである．その上で，代替医療が見直され始めた今，西洋医学の長所を維持したまま東洋医学や代替医療の長所を取り入れ，よりよい医療を目指すことが求められる．

　私たちは「一概に代替医療を非科学的だと否定するのではなく，代替医療の中から効果，根拠のあるものを見極めるべきだ」と考えている．

　種々の代替医療に取り組んでいる中で，私たちはこれまで，温泉浴，鍼灸刺激，エクササイズ，経口物質による免疫不全の調節を試みてきた．

　免疫能の判定方法に関して，各種白血球や免疫担当細胞の量的および質的測定は，いずれも蛍光色素結合モノクローナル抗体によるFAScan法を利用している．とくに質的測定には細胞内サイトカイン保持細胞を掌握している．これまで，20～65歳までの健常者を延べ136名，温泉浴の前日と翌日同時刻に末梢より静脈血を採取して，サーカディアンリズムを加味しながら検討した．その結果，35歳を境界として若年層は白血球全体の減少的調節を，また老年層は増加的な調節を受けていた．この傾向は白血球総数はもとより，白

血球亜群即ち顆粒球，リンパ球そして単球において示されている．一方，36歳以上の年齢層では白血球総数，顆粒球それにリンパ球全般に亙って増加した．

　このような調節はリンパ球の機能に対しても同様に示された．さらに，ボランティアを顆粒球過剰型およびリンパ球過剰型に分類して検討すると，これらのボランティアに対する調節はそれぞれの偏向が是正される様な方向の調節が認められた．次にこのような短時間内において，白血球の量的・質的調節が可能となるメカニズムを知る目的で，血中ホルモン量を測定した．その結果，副腎皮質ホルモンを中心に5種測定したうち，血中アドレナリンレベルがボランティア全員において減少した．またその程度は，前日のレベルが高いほど低下の割合が大きかった．これらを併せて考えると，温泉浴による白血球の量的・質的変動は血中ホルモンの変動と密接な連関が示唆された．

　第二回のシンポジウムにおいて，私たちが検証した代替医療のメニューとして，温泉浴，エクササイズ，鍼灸治療，健康補助食品，音楽療法それにアロマセラピーを簡単に紹介した．

　本稿では代表して温泉浴を紹介したい．

　厚生労働省の発表によれば，日本人の平均寿命は平成15（2003）年において男性78.36歳，女性85.33歳に達したと述べている．今後，更なる延長が期待されると同時に，継続的努力が払われるものと期待される．このように，古来からの目標である不老長寿を目指すところの量的目標は達成されつつある．しかし，次なる目標は質的な向上，即ち，生活の質（QOL；quality of life）の向上を考慮する必要がある．私たちはQOLの向上はまた，日常的に発生する免疫不全状態をいかに調整するかという命題に繋がると考えている（図3.3）．

　QOLの向上を目指すにあたり，これまで日本の医療の中心をなしてきた西洋医学のほか，東洋医学をはじめとする世界各地の伝統的医療を代替医療として導入するのが良い．しかし，それぞれの長所短所を西洋医学的評価基準で判定し，QOLの数値化を試みた後，目標を設定する必要がある．

　ところで，白血球は二大亜群に分けられ，顆粒球とリンパ球が知られている．それぞれの個体は亜群の比率が異なっており，安保は顆粒球60％以上の

タイプを顆粒球型，リンパ球40％以上はリンパ型と分類することを提案している[10]．いずれのタイプも偏向が強いと不都合が生じるため，是正されることが望ましい．また，日常的に発生する免疫不全状態の調節目標としても重要な指標である．

今回，代替医療を通じて白血球の偏向，すなわち顆粒球およびリンパ球の偏りを是正することを試みると同時に，この変動を可能とする要因として血中ホルモンの動態を探った．

本稿では，参考文献9）の日本語訳として紹介する．

1．はじめに

私たちは免疫能力が日常的に変動することを重視し，その調節の必要性を強調してきた（図3.3）．調節方法として温泉浴，運動，経口免疫調節剤などの代替医療メニューの能力とその優劣を比較してきた（図3.1）．ここでは温泉浴が免疫系にどのような影響を与えるかを調べた内容を紹介する．測定項目は，温泉浴前後における末梢血中の総白血球数，顆粒球数，リンパ球数，単球，リンパ系細胞サブセットに亘って測定した．また，白血球の量的，質的変動にサーカディアンリズムが存在するとの報告があるため，採血の時間帯は同時刻として実施した．

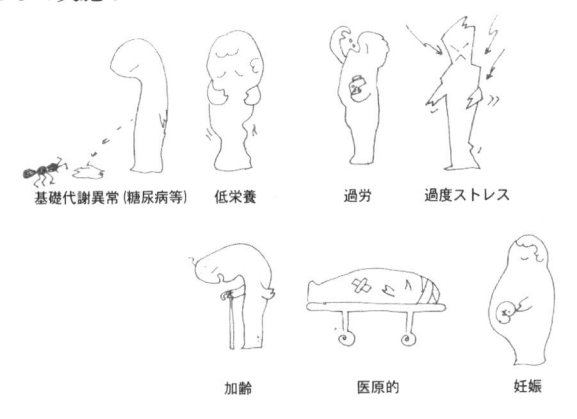

基礎代謝異常（糖尿病等）　低栄養　　過労　　過度ストレス

加齢　　医原的　　妊娠

図3.3　後天的免疫不全の原因

2. 方　法

　被験者：被験者は年令18～63歳の健康なボランティア延べ136名であった．一回の試験には10～20名のグループを形成して実施した．35歳以下の若年層（平均年齢25.5歳）と36歳以上の中高年層（平均年齢45.6歳）の二群に分けて検討した．5 mlの血液が当日（入浴前）と翌日（入浴後）の午後4時に，肘静脈から採血された．入浴方法は温泉浴開始当日の夜1回から2回20分，翌朝1回20分が平均的であった．

　温泉浴を実施したのは，和倉温泉（含塩化土類，強食塩泉；石川県七尾市），中宮温泉（含重曹弱食塩泉；石川県尾口村），下呂温泉（アルカリ性単純泉；岐阜県）が中心であるが，泉質による違いを見るために，北海道から九州の主要温泉地も周っている．また，温泉浴槽内の温度は可能な限り41±1℃とした．

　白血球の測定：自動血球測定機を使って，末梢白血球総数を測定した．リンパ球と顆粒球および単球の選別については，塗抹標本で合計200個の白血球細胞を数えて，それぞれのパーセントを計算した．

　リンパ系細胞サブセットの測定：ヘパリンを含む血液をPBSで2回洗った後，100 μlの血球浮遊液を20 μlのモノクローナル抗体（Becton-Dickinson社製 Leu-series）で二重染色し，Flow Cytometryにて10,000個のリンパ球の解析を行い各サブセットの百分率を求め，同一血液より測定した白血球数（WBC/mm^3），リンパ球数をもとに，各リンパ球サブセットの絶対数を算出した．染色に使用した抗体はCD2，CD4，CD8，CD16，CD19，CD57/56モノクローナル抗体である（図3.4）．

　血中ホルモンレベルの測定：白血球亜群の測定と同時に末梢より採血した．血液サンプルは血清として調製された．検査項目はアドレナリン，ノ

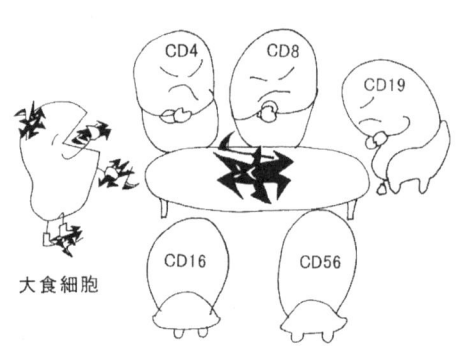

図3.4　リンパ球群による侵入者対策

ルアドレナリン，ドーパミン，ACTH, TSH, T3, T4を選び（財）石川県予防医学協会に測定を依頼した．

3．結　果

<u>温泉浴における中高年層と若年層における末梢血液中白血球総数の変動</u>

　温泉浴前後，24時間内における末梢血液中の白血球総数，顆粒球数，リンパ球数を比較した．その結果，35歳を境界にそれ以上の被験者では，入浴後白血球総数とリンパ細胞数が有意に増加することを認めた．一方，35歳以下の被験者では，入浴後の顆粒球数が顕著に減少した．また，白血球総数とリンパ球数も減少する傾向が示された．次に入浴後の白血球総数および白血球亜群の変動を入浴前の値と比較した．その結果，全ての項目に関して，負の相関関係が認められた．即ち，前日血球総数が少ない被験者の数は増加し，多い被験者では減少した．この様な調節は顆粒球型とリンパ球型双方にも認められた（図3.5）．

<u>温泉浴によるリンパ球サブセットの量的変動</u>

　入浴前後のリンパ球サブセットの変化についても調べた．その結果36歳以上の中高年層CD19陽性細胞の割合は顕著に減少したが，CD16陽性細胞は

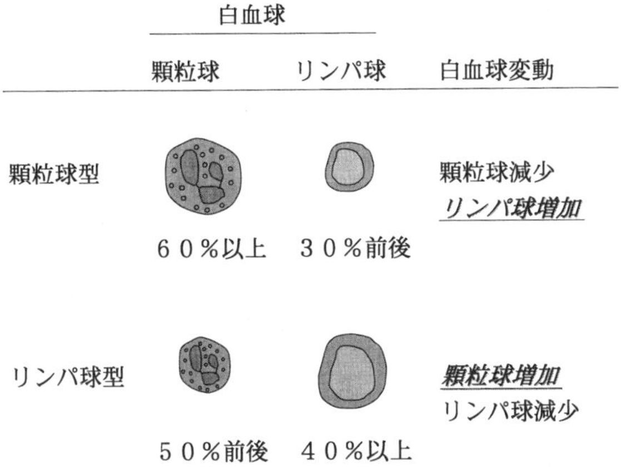

	白血球		白血球変動
	顆粒球	リンパ球	
顆粒球型	60％以上	30％前後	顆粒球減少 <u>リンパ球増加</u>
リンパ球型	50％前後	40％以上	<u>顆粒球増加</u> リンパ球減少

図3.5　温泉浴療法

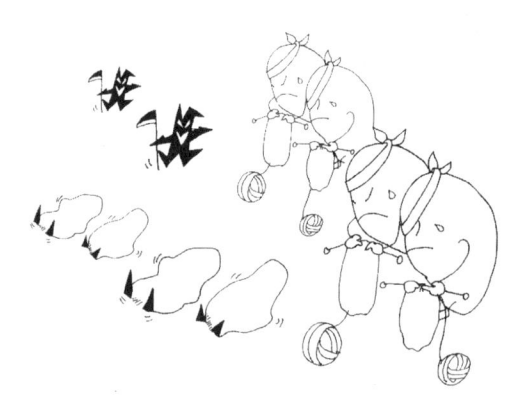

図 3.6 病原体別対応（後期）

著明な増加が認められた．一方，35歳以下の年齢層では，温泉浴後のCD16陽性細胞とCD8陽性細胞の割合が著明に増加した．また，CD19陽性細胞の割合も増加することが示された（図3.6）．

入浴後のリンパ細胞サブセットの増減と入浴前の数値との関係は以下のようであった．CD8陽性細胞を除いて，CD2陽性，CD4陽性，CD16陽性，CD19陽性およびCCD57陽性細胞ではすべて負の相関関係を認めた．即ち，末梢白血球総数および亜群の変動と近似な変化，即ち正常値の範囲内で前日の数値多い個体は減少的に，また少ない個体は増加した．

<u>温泉浴による顆粒球型とリンパ球型への影響</u>

安保の高説によると顆粒球とリンパ球が白血球総数に占める比率によって，被験者は顆粒球型とリンパ球型の2つの型に分けられた．顆粒球は白血球総数の60％以上になると，顆粒球型人間（G-タイプ）と称し，リンパ球は白血球総数の40％以上になると，リンパ球型人間（L-タイプ）と称する提案に沿ったものである[10]．

そこで，温泉浴によって2つのタイプのヒトの末梢血中にみられる顆粒球とリンパ球およびリンパ球サブセットの変化を比べた．入浴後，Lタイプの顆粒球数とリンパ数球は顕著に増加した．しかし，Gタイプの人ではリンパ球が増加し，顆粒球が逆に著明に減少することが示された．顆粒球は白血球全体に占める割合が大きいために，リンパ球が増加的に変化しても相殺されて白

血球総数が増加と判定される．リンパ球サブセットについては，CD2陽性細胞の変化は両タイプとも同様に増加した．Lタイプでは，CD8陽性，CD16陽性，CD19陽性細胞は減少の傾向を示したが，Gタイプでは逆に増加の傾向を認めた．

血中ホルモンレベルの測定

このように，24時間の短時間内に白血球亜群の組成の変動が示されること自体，驚異的といわねばならない．実際，サーカディアンリズムの影響を回避しながら再現性を認めている．細胞数の変動は，細胞分裂と細胞寿命死の動的平衡からも考える必要がある．しかし白血球の寿命からこの末梢白血球数変動の説明は難しいと思われる．次に，可能性のある影響要因として血中ホルモンレベルを追跡することとした．

血液サンプルは血清として調製され，検査項目はアドレナリン，ノルアドレナリン，ドーパミン，ACTH, TSH, T3, T4などの情動とリンクが示されるホルモン群を選んだ．その結果，ホルモンテスト参加者16名全員，温泉浴の翌日24時間後にアドレナリンレベルが低下していた．その低下幅は前日の血中レベルに逆相関するような調節が認められた．ノルアドレナリンの変化

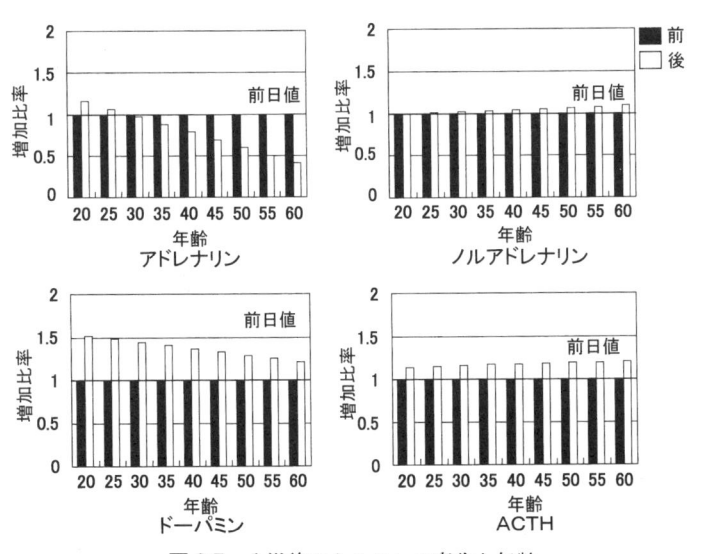

図3.7 入浴後のホルモンの変化と年齢

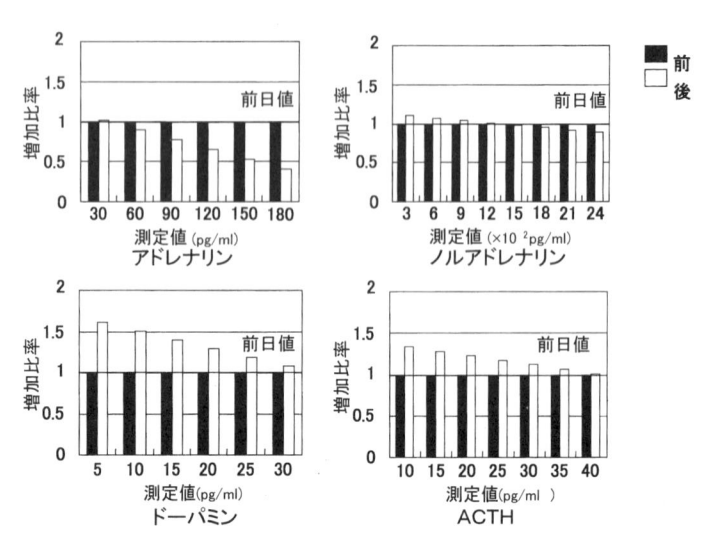

図 3.8　入浴前後のホルモンの変化

は顕著ではなかったが，逆にドーパミンは全員レベルアップした（図3.7）．その上，前日少なかった個体の変化幅は，アドレナリンの場合前日の値が多かった場合で且つ高齢者で多く低下し，ドーパミンは前日の値が少ない被験者で多く増加した．またこの場合若年層の変化が大きかった（図3.8）．

4．考　察

　温泉浴は末梢血中の白血球総数，顆粒球数とリンパ球数およびリンパ球サブセットに調節的影響を及ぼした．すなわち，温泉浴は生体の免疫系にまず量的な調節的作用を与えることが示された．しかし，この作用は35歳以下の年齢層と36歳以上の年齢層では異なっていた．36歳以上の中高年層では，入浴前の低いレベルから各細胞数は増加した．中でも，リンパ系細胞の増加が一番顕著であり，入浴前の37.98％増に及んだ．一方，若年層の白血球数では，入浴前の過剰状態から減少が見られた．とくに，顆粒球は顕著に減少することが認められた．末梢白血球数がこのように調節されるメカニズムはまだ不明である．1つの可能性として，温泉の温度が体温より高いことから汗をかくなどの体温調節によって脱水状態となり，血液の濃縮が起こったためと

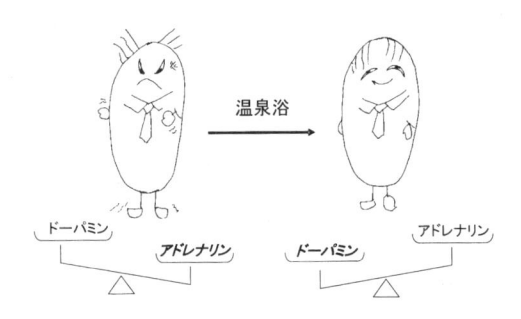

図3.9 情緒連関ホルモンと温泉浴

考えることができる．しかし，この実験では温泉浴の直後に血球数を測定したのではなく，24時間を経過した後の血液を測定している．それ故，失われた水分は入浴後に補い，濃縮された血液を希釈正常化して元の生理的状態に戻ったと推測される．このような状態の下で，温泉浴による末梢白血球総数，白血球亜型の変化と入浴前のレベルの関係を調べてみると，著明な負の相関関係を認めた．即ち，温泉浴によって細胞数が少ない人は増加し，細胞数が多い人は減少し，一定の値に収束するようになった．私たちはこの様な調節機序は神経内分泌系の関与にあると考えている（図3.9）．

すなわち，運動やストレスが視床下部・下垂体・副腎皮質系を介して免疫機能を修飾すると考えた．「温泉に入るとゆったりした気分となって，気分がリフレッシュされる」と表現されるようなリラックス効果により，脳の情動と内分泌・自律神経系の情報伝達系の主な液性因子であるβ-エンドルフィン，ACTHなどのホルモンやIL-1βなどのサイトカインの体内レベルの変化が生ずると考えられる．一方，コルチコステロイドもリンパ系細胞と単球の成熟と分化に影響が知られている．それにコルチコステロイドの注射によって，リンパ系細胞の減少を誘導できることも示されている．したがって，温泉浴による生体免疫系の変化はコルチコステロイドおよびほかの類似したホルモンが調節された結果とも考えられる．この調節によって，36歳以上の高齢者の肺や脾臓などにある白血球は循環血液中に移動するが，若年層では逆に循環血液中の白血球はリンパ節や脾のリンパ球プールに移動して，一定の値に

調節している可能性が考えられた.

　入浴後のリンパ球サブセットに関し,若年層のCD8陽性,CD16陽性,CD19陽性細胞は顕著に増加したが,中高年層のCD19陽性細胞は減少することが示された.さらに,リンパ球サブセットの変化と入浴前のレベルの関係はCD8陽性細胞を除いて,白血球の変化と同様に,負の相関関係を示した.生体の適応免疫能力が温泉により調節される機序は前で述べたとおり,温泉浴後,生体の神経・内分泌系が調節されて,β-エンドルフィンなどのホルモンの分泌の結果であると予想される.なぜならば,β-エンドルフィンはNK細胞活性,ADCC活性,IL-2産生能,リンパ球反応性を賦活することが知られている.すなわち,生体免疫機能を亢進できるからである.しかし,何故36歳以上の年輩層と若年層に対する調節が異なるのか,また,どの様な機構で調節されるかは今後の課題として興味深く,更なる研究が望まれる.

参考文献

1) 佐藤浩平:療法医の立場から地域医療の果たす温泉の役割—,日温気物医誌 53(1):24-25(1989)

2) 谷崎勝郎 他:気管支喘息に対する温泉療法の臨床効果　気道敏感の抑制作用,日温気物医誌 58(3):135-142(1993)

3) 佐藤浩平:雪国津軽の保養地　酸ケ湯温泉を中心にして,日温気物医誌 51(1):24(1987)

4) 光延文裕 他:肺気腫患者に対する温泉療法の効果,日温気物医誌 61(2):79(1998)

5) Abo, T., Kawate, T., et al. : Studies on the bioperiodicity of the immune response 1. Circadian rhythms of human T, B and K cell traffic in the peripheral blood, J. Immunol. 126 : 1360-1363 (1981)

6) 安保 徹:未来免疫学,インターメディカル,81-86(1997)

7) Tonnesen, E., et al. : Natural Killer cell activity during cortisol and adrenaline infusion in healthy volunteers, European Journal of Clinical Investigation 17 : 497-503 (1987)

8) Mandler, R. N., et al. : β-endorphin augments the cytolytic activity and interferon production of natural killer cells, J Immunol. 136 : 993-999 (1986)
9) N. Yamaguchi, S. Shimizu and H. Izumi : Hydrotherapy can Modulate Peripheral Leukocytes : An Approach to Alternative Medicine Complementary and Alternative Approaches to Biomedicine (Edwin, L. Cooper, Nobuo Yamaguchi) 239-251, Kluwer Academic/Plenum Publishers, New York (2004)
10) 安保　徹：免疫学進化論，河出書房新社 (2006)

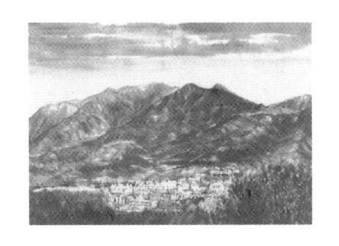

第4章 代替農業—その由来とねらい

久馬 一剛
京都大学名誉教授
滋賀県立大学名誉教授

1. 代替農業前史

　ヒトが狩猟・採集によって食料を獲得していた生活から，農耕へ移行したのはほぼ1万年前のこととされている．後氷期の気候温暖化と海面上昇によって陸地面積が縮小したため，あるいはヤンガー・ドリアス期の寒冷化イベントが，増加した人口の支持を困難にしたため，などと説明されている．しかし，農耕が何かを契機にして急激に拡大したのは事実であるとしても，この移行が一朝にして起こったと考えるのは正しくないと思われる．わが国でも縄文農耕が取りざたされているように，狩猟・採集主体の生活の中で，一部に作物栽培による食料の確保もすでに始まっていたと考えられるからである．わが国の縄文前期〜中期の遺跡である三内丸山遺跡でも半栽培のクリがあったとされている．また，このように考えると，農耕の一元的起源を想定する必要もなく，地球上の各地でいろいろな形の農耕が自発的に始まったとする多元的起源説が理解しやすい．近年の考古学的資料によれば，中近東におけるムギ栽培と，モンスーンアジアにおけるイネ栽培は，ほぼ同じ時期に

独立して始まっている．同様に，中南米のトウモロコシ，アフリカのミレット栽培も，それぞれ独自の展開を遂げたものと思われる．

　農業は本来生存のための食料エネルギー確保の営みであって，作物の種類によって栽培方法に違いはあっても，太陽の光と水と土に依拠して植物の光合成能を利用することを基本としている．その限りにおいて，世界中の農業はみな同じである．この農業に変異をもたらす要因が1つあり，それは土の肥沃度をどのようにして回復するかという点に見られる．焼畑はこれを休閑期間の自然植生に委ね，時間をかけることによって行っている．ほとんどあらゆる地域の農業が焼畑を経験しており，現在でも数億にのぼる人々が焼畑の自然休閑方式によって生きていることは周知のとおりである．作物栽培とともに家畜飼養を採りいれた人々は，自然草地や休閑地で家畜を養うとともに，家畜糞を用いて土の肥沃度回復を図った．この方式が次第に洗練され，体系化されたものが混合農業と呼ばれる西欧の畑輪作農法となった．水に浸かる氾濫原やデルタなど沖積地での稲作を採用したモンスーンアジアの人々は，自然の水と土のもたらす恩恵によって，イネを連作しながら，高い生産力を長く安定的に享受することができた．

　ここに述べた3つの農法，焼畑の自然休閑農法，西欧の畑輪作農法，モンスーンアジアの水田稲作農法は，19世紀の初めごろまでにはいずれもかなりの完成度に達し，高い持続性を示すに至っていた．自給自足の焼畑を別とすれば，西欧でもモンスーンアジアでも，農業が十分高い生産力をもつことによって，膨張する都市の住民を養い，近代へ続く文明の発展を下支えすることを可能にした．やがて，産業革命による鉱工業の発展と学術の進歩が，硝石，グアノ，カリ鉱石，リン鉱石などを農業の中へ持ち込み，土の肥沃度の回復を容易ならしめる手段を順次発達させ，農業の生産力をさらに高めていった．また19世紀末葉には，蒸気機関と鉄鋤を組み合わせた耕作機械も出現し農業機械化への第一歩を踏み出している．とはいいながら，20世紀の曙光を見るころまでの農業は，基本的にはまだ太陽と水と土という自然の恵みに依存する本来の姿を維持していたといえる．

　20世紀に入って，欧米の畑輪作農業の中で農業機械が普及し始めると，そ

れまで重用されてきた役畜がまず不要になる．また第一次大戦期には，工業的な窒素固定の技術が確立されて化学肥料全盛の時代への扉が開かれ，これによって，厩肥原料を生産する家畜もやがて不要となってゆく．かくて，家畜は農場から姿を消し，そのための飼料作物の栽培ももはやその必要がなくなって，長く守られてきた持続性の高い輪作のシステムは崩れ，飼料作物の代わりにコムギ，トウモロコシ，ワタ，ダイズなど商品作物の栽培面積が増えることになった．また，この間に耕種農業から切り離された家畜飼養は，畜産業として広義の農業の重要な一部門を構成することになったのである．

こうして一度農業が商品としての作物生産に特化し始めると，工業製品の生産におけると同じ原理が働き，生産効率の増大とスケールメリットを求めて規模を拡大してゆくことになる．その中で農業機械の大型化，さらには専用機化が進み，農民は機械がそのために作られた単一の作物だけを栽培するようになるし，毎年同じ作物だけを作るようになる．つまり滔々として単作化と連作化が進む．また，スケールメリットを狙って少しでも栽培面積を大きくするために，休閑を止め，農地保全用の防風林をつぶしてまで栽培を広げようとする．他方，耕種農業から切り離された畜産業も，これまた工業生産的な手法によって，時には家畜の福利を度外視するような手段をとってまで，ひたすら効率化・大規模化への道をたどる．このように，規模の拡大と効率の追求が20世紀半ば以後1980年代はじめまでの欧米農業の駆動原理となり，それによってトウモロコシで10 t/ha，コムギで8 t/haといった空前の高収量を達成するに至ったのである．そして，代替農業はまさにこの状況の中から生まれたといってよい．

2．代替農業の由来

「代替農業」という言葉はあまりこなれのよくない言葉であるが，1989年に全米研究協議会の出版した 'Alternative Agriculture' という本の訳書（久馬・嘉田・西村監訳：1992）の題名として，恐らくは，わが国で初めて用いられたものである．広辞苑で「オルターナティヴ」を引くと，単なる代案，代替物という意味をこえて，「既存の支配的なものに対するもう1つのもの．とくに，産

業社会に対抗する人間と自然との共生型の社会を目指す生活様式・思想・運動など」という踏み込んだ説明が与えられている．英語のもとの本の中では，alternative は conventional に対置される言葉として使われているから，ここで代替農業というのは，「現在，1980年代に，一般に行われていた農業に対置されるべきもう1つの農業」というほどの意味で使われているのであるが，当時の社会状況の中であえて代替的な農法を求めた人々の取り組みには，変革への積極的な意志を読み取ることも可能であろう．それにしても，何故アメリカで，この本がこの時期に出版されねばならなかったのか，を考えてみる必要があろう．

前史の最後に述べたように，アメリカの農業は前世紀の80年台まで，規模拡大の中で単作化，連作化を追い求め，空前の生産性を謳歌するに至っていた．Power and Follett (1987) によれば，20世紀初頭，中西部のコーンベルト地帯の典型的な農家は65 ha ほどの農地を保有し，輪作によってトウモロコシ，エンバク，牧草などを栽培していた．また，ウマ，ウシ，ブタなどの家畜や家禽を経営の一部として飼い，自給用の野菜や果樹も作っていたが，必要な労働力はほとんど家族内でまかなっていた．それが80年代後半になると，農家の平均農地保有面積は200〜300 ha となり，主にトウモロコシを栽培し，何年かに一度ダイズと交替させる．家畜は全くいないか，いてもごく僅かである．基本的には家族労働であるが，機械・設備の修理，作物への施肥や農薬散布などは専門的なサービスに委託する．つまり，農家は単作作物であるトウモロコシを売って現金収入を得，それで大型の農業機械や設備，農薬・肥料，作物の種子など農業資材のほか，生活必需品の全てを買っている．ここに見るように，アメリカを代表するコーンベルト地帯の農業は，20世紀の数十年の間に大きな変貌を見せ，自給自足的な小規模家族経営から，企業的な商品作物栽培に専門化した大規模単作経営へと性格を変えてきたのである．

この変化のもたらしたものは何だったか．確かに目的とした高い生産性は達成された．しかし，大規模化した畑作農業の中での輪作から単作・連作への変化は大きな問題を伴っていた．第一に，単作作物の高い収量を確保する

ためには，窒素をはじめとする肥料の多量施用が必要となる．大きいバイオマスを作るトウモロコシは，とくに肥料の要求量が高く，過剰になりがちな施肥が潜在的な環境汚染の原因となる．第二に，大規模農地の圃場管理，とくに雑草制御の省力化には，多量の除草剤を使うことが必要となり，これまた環境汚染の大きな原因となる．第三に，忌地（いやぢ）とか

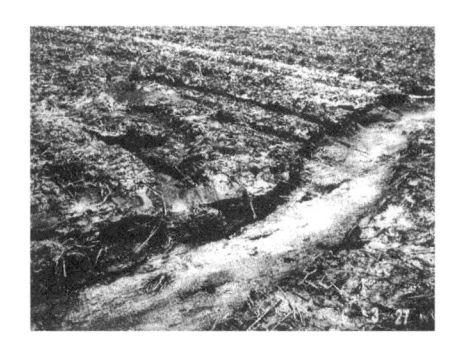

図 4.1 アメリカ・コーンベルト地帯の畑にみられる土壌侵食
（三輪睿太郎氏撮影・提供）

soil sicknessなどと呼ばれる作物の連作障害がある．その多くは土壌伝染性病害やセンチュウなどの虫害によるものであるため，障害を押さえ込むためには各種の化学合成農薬の撒布量を増やさざるを得ず，環境負荷を大きくする．第四に，単作作物収穫後の畑地が裸地として放置される期間が長くなり，土壌侵食の危険が大きくなる．これには多肥条件下でのトウモロコシの根系が浅く，有機物の土壌への還元量が小さくて，連作による土壌構造の脆弱化が起こりやすいことも助長要因となっている．

　第五に，主要な単作作物の栽培品種が限定され，遺伝的多様性が減少するために，病害などで広範囲の被害が生ずる危険性が増す．実際に，アメリカのトウモロコシ地帯では1970年に1つの病害による大規模な損失を経験している．第六に，乾燥に偏った気候条件下では，農地の生産力は灌漑によって大きく高まるが，多くの場合，連作に伴う灌漑の継続によって土壌が塩類化する危険性が増大する，などなどである．

　また，これらの大規模畑作に伴う諸問題とは別に，農業から切り離された大規模畜産は大量の家畜糞尿の処分に苦慮していただけでなく，高密度飼育の中の家畜の健康維持に抗生物質のような薬剤を使用せざるを得ない状況に追い込まれていた．80年代半ばには，アメリカで飼育される肉牛の60％，幼乳牛の75％，豚の75％，家禽の80％で，飼育中に抗生物質が与えられてい

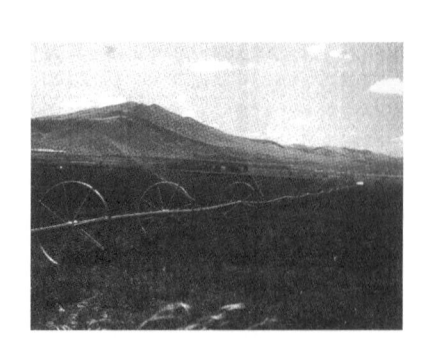

第4章 代替農業―その由来とねらい

図4.2 アメリカ・乾燥地帯のセンターピヴォット方式による灌漑
（松本聡氏撮影・提供）

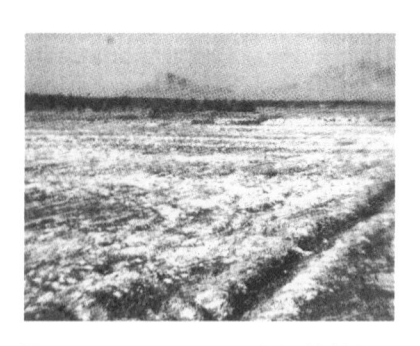

図4.3 アメリカ・ネバダ州の塩類化で放棄された畑
（松本聡氏撮影・提供）

たとの報告がある（Hays *et al*., 1986）.

　ここに見たような問題をはらみながらも，農民はひたすら生産性の向上を追及し，連邦政府の農業政策もそれを支援してきたのであるが，その結果としての余剰農産物のために，アメリカは1980年代の前半に深刻な農業不況を経験することになる．それと時を同じくして前に述べたような諸問題が一挙に噴出してきた．すなわち，地下水・表流水の肥料・家畜糞尿や農薬による汚濁・汚染，土壌侵食による広汎な農地の生産力退化，乾燥地での灌漑用水源の枯渇，灌漑農地の塩類化，食品中の農薬や抗生物質の残留などである．

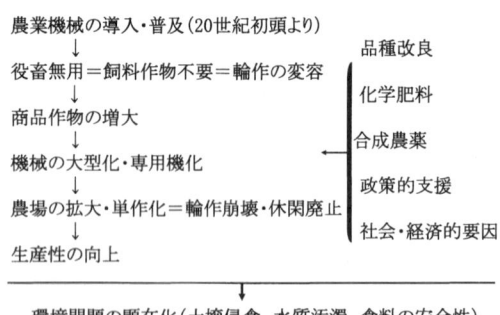

```
農業機械の導入・普及（20世紀初頭より）
        ↓                           品種改良
役畜無用＝飼料作物不要＝輪作の変容
        ↓                           化学肥料
商品作物の増大
        ↓                    ←      合成農薬
機械の大型化・専用機化
        ↓                           政策的支援
農場の拡大・単作化＝輪作崩壊・休閑廃止
        ↓                           社会・経済的要因
生産性の向上
─────────────────────────
        ↓
環境問題の顕在化（土壌侵食，水質汚濁，食料の安全性）
灌漑農業における土壌塩類化と地下水枯渇
```

図4.4 アメリカ農業の近代化の過程とその問題点
（Power and Follett, 1987による）

ここに述べてきたような，アメリカ農業の近代化・集約化の過程とその帰結とを，フローチャート的な図式として図4.4にまとめておく．

アメリカ農業が1980年代に直面したいろいろな問題のうちでも，食品中の農薬や抗生物質の残留問題は，一般市民の食品の安全性への信頼を揺るがせ，これがついには大きな政治的インパクトをもつようになる．そして，1985年に制定された農業法（食料安全保障法）には，これらの問題に対処するための「農業生産性研究」という条項が盛られるに至るのである．これは農民に対し，生産性の向上だけでなく，土壌侵食の回避，エネルギーの節約，環境の保護のための正しい情報を提供することの必要性を強調し，その上で農務省に対しては，代替的農法についての研究プロジェクトを実施するよう促すものであった．こうして始められた研究に端を発し，1988年1月からアメリカ農務省によって推進されるようになったのが，LISAとして知られる低投入持続的農業（Low Input Sustainable Agriculture）プログラムである．

しかし，こうした連邦政府の対応よりも早く，第二次大戦後のアメリカ農業における化学製剤への全面的依存の状況に危惧の念を抱く人たちが現れていた．アメリカでは1940年代から，J.I. Rodaleによって，雑誌「有機園芸と有機農業（Organic Gardening and Farming）」を通じて有機農業運動が始められていたが，1950年代には，これらの人々の拠るRodale Instituteが，化学製剤を使用しない農業についての試験研究を始めていた．1962年のRachel Carsonによる'Silent Spring'の出版は，人々の危惧に科学的な根拠のあることを示し，有機農業運動の拡大に拍車をかけた．1980年にはアメリカ農務省による'Report and Recommendations on Organic Farming'が出版されたが，これにはアメリカ23州の69有機農場における事例によりながら，有機農業で得られる収量，純収入などの実態報告とともに，この種の農法についての今後の研究・教育や公共政策の在り方に関する勧告が盛られていた．これらの勧告は，しかしながら，1981年1月に発足したReagan政権によって受け入れられるところとはならず，そのことが有機農業や低投入農業の唱道者たちに，化学製剤の多量使用を置き換える代替的な農法への転換を求める運動の合言葉として，organicではなくsustainableを選ばせる動機となったとされる．す

なわち,「持続的農業」という言葉とそれを目指す運動は1980年代に入って広まったと考えられる (Madden, 2006 ; Rawson, 1995).

　LISA以前にも,農業における化学製剤の使用抑制や土壌侵食防止を図ろうとする連邦政府の施策が全くなかったわけではない. 1972年には, 一般にIPMとして知られる総合的病害虫防除 (Integrated Pest Management) が普及に移され, 政府補助金の対象となった. 後でより詳しく述べるが, IPMは輪作, 抵抗性品種, 適切な栽植密度や剪定, 天敵などによる生物防除, 発生予察などを総合的に利用して農薬の使用を必要最小限にとどめようとするものである. また1977年にはBMPと呼ばれるBest Management Practicesが連邦政府主導で始まったが, これは土壌侵食防止のための被覆作物や緑肥作物, 等高線草生栽培の採用, また適正な施用によって肥料や農薬の流亡を防ぐために, 土壌診断や適期散布などを助成しようとするものである.

　このように, 1970年代から80年代にかけて, アメリカ農業の一部にではあるが, 民間主導の有機農業や減農薬運動などが進められていたし, 政府主導のIPMやBMPもその普及が図られつつあったのである. こうした背景を踏まえて, 1983年には, 資源の節約, 環境の保全, 経営の健全さを目指す農業システムの支援を目的とした民間研究機関, 'Henry A. Wallace Institute for Alternative Agriculture' が設立された. そして, 同所からは1986年に代替的な農法に関する研究成果の発表媒体として 'American Journal of Alternative Agriculture' も刊行され始めた. このWallace Instituteの活動が, alternative agricultureという言葉を社会的に広く認知させる最初のきっかけを与えたものと思われる. また, 民間非営利団体の1つである全米研究協議会 (National Research Council) は, 1984年, その農業委員会の中に特別委員会を設置し, 当時一般に行われていた集約的で環境を損なう恐れのある農法に替わる, 環境と農業の持続性に配慮した農法の果たす役割を検討させるとともに, これら代替的農法の普及に影響を及ぼす, 研究面や政策面での要因の調査に当たらせた. 特別委員会は負託に応えて, 代替的な農業の実践事例を詳しく調べるとともに, これに関わる政策的, 経営的, 技術的な諸問題について綿密な検討を重ね, その成果を1989年に 'Alternative Agriculture' として公刊した.

この本の中で，その当時すでに代替的農法を唱導し，あるいは実践していた人々やグループとして，1) 各種の有機農法の実践家たち，2) 低投入によるコスト削減方策を模索する農民たち，3) 有機あるいは減化学製剤農産物に関心をもつ消費者と連携する生産者たち，4) 環境改善に自発的に取り組む個別の農民たち，5) 代替的農法を研究する大学の研究者たち，6) 民間の代替農業推進団体，などのあったことが記されている．ここに見るように，アメリカにおける初期の代替農業の中で，民間の自発的な取り組みの果たした役割は大きく，1988年に農務省のプログラムとして始まったLISAは，すでにある程度の広がりを示していた代替農業全体の中の官製の部分に当たるものであったといえよう．

3. 代替農業のねらい

以上のように，民間による自発的な動きと，政府による積極的な取り組みによって，代替農業はアメリカ農業の中で一定の地歩を占めるに至った．しかし，もともとの英語の名称からもわかるように，代替農業は単一の農法につけられた名前ではなく，現代アメリカの集約的単作農業の中で用いられているいろいろな技術・管理手法に代わる，環境への配慮をいれ，農業と社会の持続性を志向するあらゆる技法を指す言葉として用いられている．したがって，代替農業と呼ばれるものの中には，合成化学物質を一切使用しない厳密な有機農法から，ある種の病害虫の防除に農薬や抗生物質の慎重な使用を容認するものまで，きわめて多岐にわたる農法が包含されている．これらのうち有機農業が代替農業の一方の極に位置付けられることは確かであるが，やはり食料生産の全体からみれば，そのシェアは現在も決して大きいとはいえないし，将来ともこれが農業の主流となることはないと思われる．ここでは，従来の慣行農業と有機農業の間の広い領域を占める一般の代替農業についてその実態をみてみよう．

'Alternative Agriculture' の本の中で，代替農業は次のような目標を追求する農業生産体系の総体を指すものとされている．

○ 現在の生産水準の長期的な持続を可能にするために，作付け様式を農地

の潜在的生産力や自然的特性に適合させる．
○ 環境や生産者・消費者の健康を損なう危険性の高い，農業の外からの投入資材の使用を減らす．
○ 農地管理の改善，ならびに土壌・水・エネルギー・生物などの資源の保全を重視した収益性の高い効率的な生産を目指す．
○ 空中窒素の固定や，害虫と捕食者の関係に見られるような自然のプロセスを農業生産過程にできるだけ取り入れる．
○ 植物や動物の種がもっている生物的・遺伝的な潜在能力を積極的に農業生産に利用する．

ここにあるように，代替農業が目指すものは長期的な生産の持続性や資源の保全であって，しばしば現代の農業がおちいりがちな，過大な投入と過耕作による短期的な生産・収益の最大化ではない．また，農地の潜在的生産力や自然的特性に配慮し，農業外からの投入資材を極力減らし，窒素固定や天敵などの自然のプロセスを最大限に利用する，などの提唱は，在来の慣行的農業における超集約的な農地管理手法とは最も際立った対照を見せる点であるといってよい．そして，これらのことによって，農民には大きな経済的利益を，国家に対しては環境の質的な改善をもたらそう，というのが代替農業の究極の狙いであるといってよかろう．

低投入の代替農業の中で具体的に行われている技術や方法には次のようなものがある．
○ 輪作：雑草や病虫害などの被害を軽減し，有効土壌窒素を増やすなど，化学製剤の投入を減らすことを狙いとすると同時に，不耕起法などの保全耕法と組み合わせることで，土壌侵食の防止にも役立つ．
○ 総合的病害虫防除（IPM）：気象観測，発生予察，抵抗性品種の利用，輪作の採用，栽植時期の調節，生物的防除などを有効に組み合わせる．
○ 保全耕法：土壌と水の保全を助けるような耕耘法を採用する．
○ 健全な家畜飼養：動物の健康維持と病気の予防に重点を置き，抗生物質を使用しない．
○ 作物の遺伝的改良：病虫害抵抗性が高く，養分を効率的に利用できるよ

うな作物品種を育種する.

　ここに見るように, 代替農業の中で使われる技術や方法にはとりたてていうほどの新しいものは何も含まれていない. むしろ, 輪作に代表されるように, もともと畑作や家畜飼養の中にあった基本的な考え方や技術への回帰の側面が目に付く. 以下には, ここで取り上げた幾つかの項目について, 近年におけるアメリカでの状況を見ておこう.

　<u>輪作 (Crop rotation)</u>：典型的にはトウモロコシに続いて, ダイズ, エンバク, アルファルファを順に栽培する. 輪作のもたらす効果として, 土壌水分の増加, 害虫の抑制, 養分の可給化などが知られているが, とくに牧草を入れた輪作では, 有機物の増加による土壌物理性の改善によって侵食防止の効果が上がる. また深根性作物を輪作に取り入れることで, 下層土からの養分の有効化も期待できる. 雑草, 害虫, 病害などに対する耕種的防除効果は輪作一般に期待されるところであるが, 輪作はとくに植物根に対する病害虫の抑止効果が大きく, それは根による養分の吸収を促進し, その溶脱を防止し, 減肥にもつながる. また輪作にマメ科植物を組み込むことで, 窒素固定によって積極的に土壌窒素の富化をはかることもできる. また, 輪作の間接的な効果として, 圃場管理を多様化させることで, 害虫の来襲や天候による価格変動のような, 不確定要因によって生ずる損失を緩和することも期待できる.

　しかし, 1980年代までのアメリカでは, 政府の農業補助金政策の下で, 後述するように輪作が経営的な不利を招く事情があったこと, 輪作に組み込む作物の栽培に新しい設備やノウハウを必要とすることなどのために, 輪作を採用し難い状況が広く存在した. このため, アメリカ政府は90年代以降になって, 農家が輪作を取り入れるのを容易にするよう補助金政策上の障壁を取り除いている.

　<u>総合的病害虫防除 (IPM)</u>：1930年代にDDTが合成殺虫剤として脚光を浴びてからこのかた, BHC, 2,4-Dなど多数の化学合成農薬が開発され, それまで農民を悩ませた虫害・植物病害・雑草害などに優れた防除効果を示し, 作物の収量増大にも大きく貢献した. しかし, 1950年代から1960年代にかけて, 農民は病虫害の有無にかかわらず防除暦に従って大量の農薬を撒布する

ようになり，それに伴って農薬に対する耐性を示す害虫や病害の出現，天敵など有用な拮抗生物の消滅による病虫害の大発生，そして生産物への農薬残留などの深刻な問題が頻発するに至った．

今日IPMと呼ばれている総合防除の概念は，すでに1950年代に，昆虫学者をはじめとする研究者たちの間に胚胎していた．IPMの中心原理は経済的閾値の概念であり，病害虫を防除することで，防除に必要なコストを上回るだけの利益が得られることを基本原則とする．逆に，病害虫の被害がその閾値に達するまでは防除をせずに置くということにもなる．IPMは生態学に基礎を置く病虫害防除戦略であって，天敵，天候，作物管理など病虫害の消長に関わる自然の要因を最大限重視し，防除に当たってはこれらの自然要因をできるだけ撹乱しないような方策を選ぶ．

もともとIPMは，ワタ作における殺虫剤使用を抑え，害虫の耐性問題を回避する目的で始まったのであるが，今日では虫害だけでなく，植物病害，雑草害，その他あらゆる害作用に対し，多くの防除方策を総合的に利用する管理システムをIPMと呼んでいる．それは作物生産のあらゆる局面と関わっており，栽培，施肥，収穫後の圃場の管理，病虫害の予察，耕起の方法，抵抗性品種の利用，輪作，生物防除などのいずれにも目配りをするシステムである．IPMの普及や研究に対して，連邦政府は1972年から助成を始め，その後も引き続きいろいろな研究・普及事業や計画に資金を投入してきている．しかし，IPMの普及の程度は，地域によっても，対象作物によってもかなり大きな違いがあり，たとえば通年気温が高く湿潤な南東部諸州での蔬菜や花卉の栽培にはIPMの普及はとくに難しい．表4.1に，連邦政府の助成が始まってから14年後の1986年度における主要12作物へのIPMの普及率を示す．果樹とトマトにおけるIPMの普及率は群を抜いて高い．4大商品作物の中では，歴史的な経緯を反映してワタでの普及率が高い．コメで栽培面積の40％近い普及を示しているのが目立つが，その内容については詳しい記述がない．

近年，アメリカ会計検査院がUSDAの助成するIPM計画について報告（USGAO, 2001）したところによると，1994年に農地の40％で採用されていたIPMが，2000年には71％にまで普及したとされている．IPMのなかみの変

表4.1 アメリカにおける主要12作物に対するIPMの普及率(1986年度)

作物	栽培面積(A) (100万エーカー)	IPM実施面積(B) (100万エーカー)	普及率 (100×B/A)
トウモロコシ	76,674	15,000	19.5
コムギ	72,033	10,687	14.8
ダイズ	61,480	8,897	14.4
ワタ	10,044	4,486	48.2
コメ	2,401	935	38.9
アルファルファ	26,748	1,273	4.7
ソルゴー	15,321	3,966	25.8
バレイショ	1,215	196	16.1
ピーナッツ	1,572	690	43.8
トマト	378	312	82.5
柑橘類	1,057	700	70.0
リンゴ	461	299	65.0

USDA 1987. Agricultural Statistics. Washington, D.C. ほか

化もあって，単純な比較は難しいと思われるが，表4.1で取り上げた12作物について，仮に普及面積率を計算してみると18％弱にしかならないから，その後のIPMの普及には目覚しいものがあったことがうかがえる．しかし，同じ報告書の中で，使用された農薬の原体重はこの間に4％増加したとあり，IPMの普及にもかかわらず，農薬の使用量は減っていないことが指摘されている．もっとも，この指摘に対してUSDAは，環境保護庁（EPA）が最も危険性の高い農薬としてリストアップしたものに限れば，それらの使用量は同じ期間に14％減少しているとして，単純な農薬原体重によるIPMの成功度評価が必ずしも適切ではないと反論している．

　病虫害防除については，現在も研究面での進展が最も著しい分野であるが，中でも生物防除の一環としての天敵の導入，不妊虫の放飼，フェロモンの利用などが注目されている．またアメリカでは，BT (*Bacillus thuringiensis*) の殺虫蛋白合成遺伝子や，除草剤ラウンドアップ耐性遺伝子の作物への導入のように，遺伝子組み換え技術が実用化され，いわゆるGM作物が広く栽培されるようになっているが，現在，これらをIPMの一環として採用することの可否について盛んな議論が行われている．

保全耕法（conservation tillage）：土壌侵食を抑え，土壌保全に資するような耕耘法を保全耕法と総称するが，その中には不耕起法（no tillage），や畝耕耘法（ridge tillage），マルチ耕耘法（mulch tillage）などがある．いずれも前作物の残渣を土壌表面の少なくとも30％以上残し，強風や雨滴の衝撃から土壌を保護するとともに，降水の表面流去を妨げて土壌下層への雨水の浸入を増やすことで，土壌侵食を防止するだけでなく，土壌保水を増やす狙いをもっている．不耕起が土壌保全に有効であることはよく知られているが，土中に挿した縦爪を引っ張って土をゆるめるタイプのチゼルによるマルチ耕でも通常の撥土板付きプラウでの耕起に比べて土壌侵食を30から50％も減らすことができるとされている．ただし，不耕起は春先の温度低下や，雑草害，土壌堅密化などのマイナス面をもつことも知られており，そのために除草剤の使用を増やさなければならないというデメリットもある．不耕起法のもつこれらのデメリットの一部を回避しながら，侵食防止効果の高い保全耕法として，畝耕耘法も広く採用されている．この方法では播種をする畝の上だけを浅く耕起して，作物残渣を畝間に落とす．畝間はそのまま耕起をせずに放置するが，そこで生える雑草が大きくなると中耕をする．中耕には除草をするだけでなく，土壌の堅密化を防ぎ根の伸張を助ける効果もある．

　上記いずれかの保全耕法を採用している農地の面積は2000年に約4000万ha，農地面積の20％強であり，1900年の3000万ha弱に比べて増えてはいるものの，近年あまり顕著な増勢を示しているとはいえない．耕法の種類で見ると，マルチ耕耘法が最も広く採用され，不耕起法がそれに次ぐが，近年は不耕起法のシェアが増え，両者で全体の97〜98％程度を占めている（Fawcett and Towery, 2002）．

4．代替農業をめぐる論議

　それでは，'Alternative Agriculture' の唱導した代替農業について，その当時どのような論議が行われ，どのように評価されていたのであろうか．幾つかの立場からの論議を紹介しよう．

　全米研究協議会による論議：代替農業の調査・研究を行った全米研究協議

4. 代替農業をめぐる論議

会による評価は次のようにまとめられよう.

(1) 技術的側面
　○ 管理がよい場合には収量, 収益とも確保できる.
　○ より多くの情報, 労働力, 時間, 管理技能を要する.

(2) 政策的側面
　○ 現行の補助金政策は代替農業を阻害している.
　○ 化学肥料や農薬の過剰使用傾向を助長している.
　○ 食品の等級基準が適正に設定されていない.
　○ 農薬規制政策が新しい安全な農薬の実用化を妨げている.

(3) 研究, 普及的側面
　○ 農業研究が専門化し, 学際性・有効性が失われている.
　○ 代替的技術の研究・普及への助成が不十分である.
　○ 農業の環境的・社会的コストの評価ができていない.
　○ 生物的・遺伝的資源の開発と利用を優先すべきである.

これらの評価を盛り込んだ 'Alternative Agriculture' は, 出版年である1989年の LISA プログラム年次報告書の一部として連邦議会に提出され, 後に農業補助金政策が是正されるための基礎資料の1つとなった.

<u>PPIによる論議</u>：代替農業の環境的メリットを前提として調査を行った全米研究協議会とは立場を異にし, 肥料の生産と販売に携わっている Potash and Phophate Institute の研究者たちは, 'Alternative Agriculture' の記述の細部について不正確さや誤り, あるいは矛盾などを指摘しているほか, 代替農業そのものが持続性をもつのかどうかという点に疑念を投げかけ, 次のような批判を加えている (PPI, 1990？).

(1) 除草剤の一部または全部を置き換えるために耕うん回数を増やすとすると, 土壌侵食を激化させ, 表流水の富栄養化を来す恐れがある.

(2) リン酸およびカリ肥料の使用を土壌診断基準を維持するに必要なレベル以下に減らせば, 究極的には収量の低下を来し, 輪作の中に窒素源として入れることを推奨しているマメ科作物の窒素生産をも減少させることになる.

(3) 作物が必要とする養分のバランスを堆厩肥とマメ科植物だけで適正に

保つことはできない．1つの元素の十分なレベルを確保するためには，しばしば他の元素を過剰なレベルにまで施用しなければならない．個々の農家が長期にわたってPあるいはKを自ら充足することはできない．

（4）牧草依存の家畜生産の拡大は牛肉やミルクの価格を下げ，畜産業の収益性を減じ，あるいは奪ってしまうだろう．

（5）有機食品市場は急速に飽和し，その価格に対するプレミアムを減じるか失わせてしまうだろう．

（6）新しい機械装備を買うのに十分でない程度の収入しか生み出せないような農場経営方式が広く採用されることはないであろう．なぜなら誰かがそういった装備を新たに購入しなければならなくなるからである．これは土壌養分を収奪するのと似た短期的な"収奪 mining"のもう1つの例である．長期的に考えれば，そういう経営方式は持続的だとはいえない．

さらに，代替農業といわれているものの中身にはなんら新しいものはなく，すでに環境に敏感な多くの農民が採用している BMP（Best Management Practices）をことさらに代替的技術といっているだけではないのかとも批判している．

この PPI の研究者たちによる批判にはあまり的確でないものも含まれているように思うが，代替農業に対する批判的な立場の1つを代表しているといえよう．

<u>Loomis と Connor による論議</u>：大学の研究者の間からも代替農業への批判的な見解が聞かれた．1992 に出版された 'Crop Ecology' の中で，R.S. Loomis と D.J. Connor は，「人類の最大の課題は全人類に十分な食料を供給することである」として，それを可能にするためには，農業システムが農業をも含むより大きな社会の中で経済的にも，社会的にも同等性と自立性を持たねばならないとする．したがって，農業が高い生産性を維持するのはもちろんのこと，高い収益性をも確保するのでなければ農業システムの存立はありえないと考えるのである．こういう立場から，彼らはしばしば LISA や代替的農法に対して鋭い批判を加えている．その例の幾らかを引用すると次のようであり，一部にはやや感情的と思われるものも含まれている．

○ 「低投入農業では太陽エネルギーの変換効率が低く，乏しい養水分資源を効率的に利用することはできない．」
○ 「LISAの支持者たちは粗放的農業より集約的農業の方が単位生産量当りのエネルギー消費量が少ないという事実を見逃している．」
○ 低投入農法によって生産された農作物は，消費者にプレミアムのついた高い価格で販売されているが，「このプレミアムは社会全体が耕地の管理費として低投入農家に支払う補助金のようなものである．」
○ 代替的技術を信奉する人々は，「自然の崇拝，古き時代への郷愁，科学と技術（とくに化学）への嫌悪」などによって動機づけられている．

このような低投入・代替的農法に，LoomisとConnorは集約的な近代農業を対置し，その中では農業の外からの化学肥料や合成農薬などの資材の投入と高度な技術が不可欠であると主張している．にもかかわらず，「われわれの描く農業のビジョンは農薬や化学肥料にまみれた荒涼とした工業的風景ではない．むしろ，生態的にも経済的にもよく管理されたいきいきとした景観である．」という．そして，それを達成するために必要なこととして，農業情報の量的，質的充実を図ること，とくにエネルギー，土壌資源，遺伝資源，雑草，病害虫に関する理解を深め，管理を改善することなどを挙げ，それぞれについてたとえば，農薬の散布は雑草や病害虫の蔓延によって，最終的にかなりの経済的損失が見込まれる場合にだけ行うようにすべきである，あるいは，施肥位置や施肥時期を的確に把握することで化学肥料による精密な肥沃度管理が可能になる，といった論議を展開している．これらの主張は，現在行われているIPMや精密農業（Precision Agriculture, Site-specific Management）の考え方と共通するものであり，LoomisとConnorの考える近代農業の到達点は，代替農業の目指すところと異ならないといってよかろう．

具体的に彼らの主張をまとめれば，前に述べた諸分野，すなわちエネルギー，土壌資源，遺伝資源，雑草，病虫害などの分野の知識と技術の進歩を前提としながら，侵食の危険が少なく，地力の高い農地に生産を集中し，肥料や農薬を適切に使って高収量を上げる一方，管理上の困難のある農地はより粗放な営農に供するか，植林などの保全的な利用に委ねるべし，というも

のである．こうすることで，単位生産量当たりの水，農薬，エネルギーの投入量が節減され，単位の資本および労働当たりの生産が高く維持できる，つまり，高い生産性と高い持続性とを両立させることが可能であると考えるのである．

5．代替農業の可能性

'Alternative Agriculture'の本の中に，事例研究として行われた14農場についての11の調査結果が記載されている．そのうちの5例は作物栽培と家畜飼養の組み合わせを経営の内容としており，4例は果樹および野菜など園芸作物に特化している．残りの1例は自然肉牛の飼育，他の1例は大規模な水稲の栽培である．それぞれの立地条件や生産物の特異性を考慮に入れながら，いろいろな工夫によって土壌侵食を軽減し，農薬や化学肥料の施用量を減らしているだけでなく，完全な有機的あるいは自然的生産をしているものも含まれている．いずれの例も，低投入であることと生産物に対するプレミアム価格のあることから，経営的にも成功しているといってよいであろう．

ただ，やはり一般の多くの農家は，農務省の唱導する環境配慮と持続性を目指した代替農業に踏み切ることができないでいるのが実情であろう．LISAが始まってから比較的早い時期に行われた1つの調査によると，対象とした農民の4分の3以上が代替的農法を採用する上での障壁となるものとして，次の5つの問題点を挙げている（Duffy, 1992）：

・経営管理により多くの知識・情報・技術などが要求される．
・収量低下の恐れがある．
・雑草害が激化する恐れがある．
・収益が低下する恐れがある．
・基礎面積を維持する必要がある．

この最後にある基礎面積（base acres）というのは，連邦農産物計画による補助金の支払い対象となる農地面積のことをいい，各年毎の基礎面積は当該作物の過去5年間の平均作付面積によって計算されることになっているため，たとえば輪作によって他の作物を入れることが難しくなるといったことにつ

ながる問題であって，全米研究協議会が 'Alternative Agriculture' の中で代替農業の拡大を妨げる政策的な障壁の1つとして指摘した点である．

　前の調査で，農民の多くが「経営管理により多くの知識・情報・技術などが必要となる」ことを挙げているのは，重要な点であると思われる．このことは，従来の単作大規模農業が，唯一つの作物だけを，そのために作られた専用機を使い，既成の施肥と防除の処方に従って管理しさえすれば，高収量・高収益が約束されるとして普及してきたことのまさに裏返しであって，企業的農場経営者にとっては，多くの知識・情報・技術の習得を必要とすることが，代替的農法の採用に対する大きな障壁となっていたことを示すものである．しかし，それと同時に，農民たちが農薬や肥料を減らすために次のような手法のいずれか，あるいは幾つかをすでに実践していることも同じ調査の結果から明らかになっている（Duffy, 1992）：土壌診断，輪作，堆厩肥の施用，機械耕作（除草のため？），マメ科の植栽，自己予察，専門家予察，フェロモントラップ，などである．もともと低投入への志向が生産費の切り詰めという意図から出ているとしても，こういう農民の関心をうまく導くことによって，より環境意識の高い代替的農法への接近を果たさせる可能性があることを示している．

　前述の農民たちの反応にもあった，代替農法の採用による収量低下の恐れを取り除くことは，代替農業に対する大方の批判に応える上で重要である．今後の農業技術・情報の量的，質的な充実の結果として，たとえば，IPM が目指すように，最終的にかなりの経済的損失が見込まれる場合にだけ農薬が使われ，あるいは精密農業の進歩によって農薬の局所撒布で環境へのインパクトを最少化し，また施肥位置や施肥時期を的確に把握することで化学肥料による精密な肥沃度管理を可能にするならば，収量を大きく低下させることなく，過剰な農業外の投入資材を排除し，生産コストを下げることができるようになるであろう．そして，それが同時に環境への負荷を小さくし，生産物の安全性を高めることにもつながるのであるから，これこそが代替的農法の目指す1つの到達点にほかならないといえよう．

　このように，環境の保全を強く意識し，農業の持続性を維持することを第

一義的に重要であると考える限り，LoomisとConnor流に考えても，代替農業的な考え方によっても，現代農業の究極の到達点は同じになるのではないかと思われる．そして両者はともにそこへ到達するために必要な技術的・経営的農業情報の量的・質的な充実を急がねばならないし，農民へのそれら情報の伝達を重視しなければならない．しかしながら，そこへ到達するまでの過渡的な時代をどう歩むべきかについては，両者の考え方に違いがあり，代替農業は一時的に収量を下げても環境コストを小さくすることを選ぶ農法であるということになるのではなかろうか．このように考えると，代替農業の普及のためには，この過渡的な時代をどれほど短くできるか，がきわめて重要となる．

環境への配慮にはいろいろな形がありうるので，現在の代替農業の広がりを精確に評価するのは難しい．しかしアメリカでは，1988年に始まった農務省主導のLISAが，その後1990年にはSARE（持続的農業研究・教育プログラム）に引き継がれて，現在も強力に推進されているだけでなく，代替的な農法の採用を妨げているとして批判された政策的な問題点も改善されるなど，代替農業は政府による強力なバックアップを受けている．それに加えて，民間でも有機農業をはじめ多くの自発的な運動が展開されており，確実に代替農業の底辺は広がっていると思われる．また，わが国の「産消提携」運動に起源をもつとされる，小規模家族農場と消費者グループの間での契約栽培が，Community-Supported Agriculture（CSA）として広がりを示していることや，「地産地消」的な考え方による消費者の地方産農作物への選好がみられるようになっていることなど，生産者だけでなく消費者をも巻き込んだ運動が展開されていることは，代替農業をめぐる社会状況が，運動の始まった80年代とは明瞭に異なることを示しているといえよう．

これまではもっぱらアメリカにおける代替農業の展開について見てきたが，EUでも，1985年の農業改革が経済的な重荷となっていた余剰農産物対策の域を出ていなかったのに対し，1992年の共通農業政策では，特定作目に対する生産補助金を大幅にカットする一方，農家への直接所得保障（デカップリング）を導入し，とくに条件不利地域にある農山村の環境保全策を打ち出した

し，2003年にはさらにこの方向を進め，環境の保全，食品の安全，家畜の福祉の重視などに資する直接支払いを増強する政策がとられるようになっている．民間でも，ヨーロッパは Albert Howard や Rudolf Steiner らに始まる有機農業の伝統をもち，「生態学的農業」，「生物学的農業」，「バイオダイナミック農業」などの名で呼ばれる有機農法の信奉者も多いところであるから，前述の政策的誘導の中で多様な代替的農法が実践されているものと思われる．

代替農業はその発足から20年を経て，いま着実に進展しつつあるといえよう．

引用文献

1) Duffy, M : Economic considerations in sustainable agriculture for midwestern farmers. In National Research Council 'Sustainable Agriculture Research and Education in the Field', National Academy Press, 92-106 (1992)
2) Fawcett, R. and D. Towery : Conservation Tillage and Plant Biotechnology : How New Technologies Can Improve the Environment by Reducing the Need to Plow. Conservation Technology Information Center, West Lafayette, Indiana (2002)
3) Hays, V.W., D. Batson and R. Gerrits : Public health implications of the use of antibiotics in animal agriculture, Preface, J. Animal Sci., 62 (Suppl. 3), 1-4 (1986)
4) 嘉田良平：環境保全と持続的農業，家の光協会 (1990)
5) Loomis, R.S. and D.J. Connor : Crop Ecology: Productivity and management in agricultural systems, Cambridge University Press (1992) (堀江・高見監訳，作物生産の生態学：環境問題の克服と持続的農業に向けて，農林統計協会 (1995)
6) Madden, J.P. : The early years of the LISA, SARE and ACE programs: Reflections of the founding director (2006)
   http://wsare.usu.edu/about/index.cfm?sub=hist
7) National Research Council : Alternative Agriculture, National Academy Press (1989) (久馬・嘉田・西村監訳，代替農業－永続可能な農業を求めて，自然農法

国際研究開発センター (1992)

8) Potash and Phosphate Institute : A Review of the National Research Council Report on Alternative Agriculture, (Internal Material) (1990) (?)
9) Power, J.F. and Follett, R.F. : Monoculture. Scientific American, March : 57-64 (1987) (久馬訳「見直しを迫られる米国の単作農業」, サイエンス, 17 (5) : 9-19 (1987)
10) Rawson, J.M. : Sustainable Agriculture. CRS Report for Congress (1995)
http://www.ncseonline.org/NLE/CRS/abstract.cfm?NLEid=364
11) U.S. General Accounting Office (GAO) : Agricultural Pesticides : Management Improvements Needed to Further Promote Integrated Pest Management (2001)
http://www.gao.gov/new.items/d01815.pdf

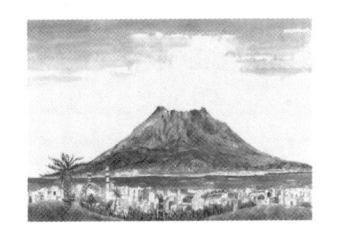

第5章　環境保全型農業を巡って

熊澤　喜久雄
東京大学名誉教授

はしがき

　戦後における工業生産の急速な発展は，農業においても化学肥料と農薬供給量の増大と農業機械の発展をもたらし，化学化，機械化の影響の下に農業生産力の飛躍的発展がなされた．一方で化学肥料や農薬の施用量の増大は深刻な環境汚染問題を引き起こした．いわゆる農業による環境汚染問題である．よく知られているように化学合成農薬の生物生態系に及ぼす影響は R. Carson 著 Silent Spring (1962) の刊行により白日の下に曝され，農薬の毒性に対する関心が高まり，対策が講じられた．化学肥料施用の増大は堆きゅう肥の施用減をもたらし，機械化・大規模化の影響は水田における稲藁の焼却処理にまで及んだ．こうして耕地に対する有機物施用の減少による地力の減退が憂えられるに至った．

　このような状況下において，日本有機農業研究会が発足したのは1971年である．会の名称については「わが国に，"有機農業"という呼び名が生まれたのは，昭和46年のことである．この年の10月，近代（化学）農法のもたらした諸弊害を憂え，"環境破壊を伴わず地力を維持培養しつつ，健康的で味の良

い食物を生産する農法を探求し，その確立に資すること"を志す人々の会（日本有機農業研究会）の探求しようとする"有るべき姿の農法"を簡潔に表現する呼び名として"有機農業"という言葉が選ばれた」と記録されている[1]．

日本における有機農業運動は各地で先駆的に取り組まれてきたが，それらが国内的に広く認識され消費者運動とも結合して発展してきたのは有吉佐和子の小説「複合汚染」(1979) 刊行によるところが大きい．日本の有機農業は1972年に設立された IFOAM（オーガニック農業運動国際連盟）とも国際的に連携しつつ発展をしてきているが，初期の状況については別に記述してある[2]．有機農産物の概念と栽培基準が確立するに従って，有機農産物を生産する農業が有機農業であるというような理解が進んできた．

一方で工業的先進国を中心とした大量生産，大量消費，大量廃棄の社会構造は，石油・石炭などの化石燃料や鉱物資源の枯渇問題とともに，各種廃棄物による環境汚染の増大をもたらし，食料問題とともに資源・エネルギー・環境問題の深刻さを知らしめるようになった．農業面においては化学肥料と農薬の影響は広範囲な地下水汚染問題としても現れるようになった．飲料水基準を上回る濃度の硝酸性窒素や発ガン性の恐れのある農薬による地下水の汚染の存在が明らかになり，欧米を中心にそれらへの対策が講じられるようになった．米国においては1985年より「低投入持続可能な農業 (LISA)」の推進が開始され，同じ頃 EU 諸国においても農業の粗放化政策が開始された．

1987年に国連の環境と開発に関する世界委員会は「Our common future（我ら共通の未来）」を刊行し[3]，人類社会の発展の方向性を示し，1992年の国連環境開発会議は新たな環境行動計画「Agenda 21」[4]を決定し「環境と開発に関するリオ宣言」を発して，人間活動の各分野において「持続可能な開発（発展）」のために果たすべき努力を求めた．農業分野においても「持続可能な農業」の発展が必要とされ，そのための農業政策の展開が追求されるようになった[5],[6]．

これらの国内的国際的情勢を反映してわが国の農林水産省においても1989年に有機農業対策室を設けて準備的活動をしてきたが，1992年の「新しい食料・農業・農村政策の方向」の決定を受け，同年有機農業対策室を環境保全型

農業対策室に改組して，有機農業を包含した環境保全型農業の本格的推進を開始した．1994年には農林水産省内に環境保全型農業推進本部が設置されるとともに，全国農業協同組合中央会・日本生活協同組合連合会および農林水産省を事務局とする全国環境保全型農業推進会議も発足した[7]．

全国環境保全型農業推進会議は，環境保全型農業推進コンクールによる優良事例の表彰事業を中心にして，全国的な環境保全型農業の実践の中から，環境保全型農業の概念を豊かにし，明確にするように努め，環境保全型農業推進憲章を定め，また持続農業法などによる認定農業者に対するエコファーマーの名称付与など，有機農産物，特別栽培農産物，環境に優しい農産物などの生産の振興も含みながら，環境保全型農業の発展に協力してきている[8]．

わが国における環境保全型農業については，包括的な解説書[9]もあるが，ここでは最近の状況も含めて，とくにその到達段階について説明を加えたい．

1. 環境保全型農業と持続可能な農業

持続可能な農業は人類社会の「持続可能な発展」の一翼を担うものである．

持続可能な開発とは，「将来の世代が自らの欲求を充足する能力を損なうことなく，今日の世代の欲求を満たすこと」(国連，環境と開発に関する世界委員会，1978年) であり，生産・流通・消費を含む社会生活のあらゆる面において，その追求が必要とされている．農業分野においても持続可能な農業が世界各国で，その置かれている気象的・地形的・風土的・社会的諸条件に応じて最も適切な形態において発展させられることが求められている．

国際的な共通理解において，持続可能な農業は，1) 経済的に実行可能であること，2) 環境保全的であること，3) 社会的に受け入れられること，を必須条件として成立する．

欧米諸国と同じく先進工業国的農業を営む日本においては，農業の環境に及ぼす負荷に関しての共通点と同時に，農業生産状況における相違点も反映して，「環境保全型農業」という表現が採用された．

日本における環境保全型農業は「農業の持つ物質循環機能を生かし，生産性との調和などに留意しつつ，土づくりなどを通じて，化学肥料，農薬の使用

などによる環境負荷の軽減に配慮した持続的な農業」と定義されている．それは工業的先進国でありながら，食料自給率の極度に低い（2006年現在，カロリーベースで40％）という条件下において営むことのできる持続可能な農業のあり方を規定したものということができる．

なお，環境保全型農業における「環境」は次に記すような多様な内容を含んでおり，このことが，また環境保全型農業が資源循環型社会形成をはじめとする生活と暮らしを守る最も適切な農業として，広範な国民に支持され発展してきた所以でもある．

すなわち，環境保全型農業における「環境」は単に農業環境を示すのみではなく，人間環境，自然環境をも包含するものである．したがって環境保全型農業は，土壌・水・大気・生物資源の保全，生活・食環境の保全，生物多様性の保全等を同時に実現するものでなければならない．

土壌・水・大気・生物資源の保全は農業生産の基本的条件の保全と同時に農業のもつ多面的機能の維持増進とも結びついている．それらは，地力すなわち土壌生産力の維持，農畜産廃棄物の循環的処理，灌漑・排水システムの維持，地下水の水質維持，河川・湖沼などの富栄養化の防止，生物多様性の保全，里山の保全などを含んでいる．

生活・食環境の保全は生活廃棄物の循環的処理，安全・安心な農産物の生産・供給などを含んでいる．

2. 農業による環境負荷

約1万年前の新石器時代に始まる農業は，森林原野の開墾にともなう土壌炭素の大気中放出，土壌流亡の増大など，環境に対する大きな負荷を与えるとともに，土壌生産力の減退と食料不足の危機を招いてきたが，20世紀初頭における化学肥料の発明によってその危機を脱出し，さらに農薬の使用による集約農業の一層の展開を可能にし，人口増大に見合う食料生産の維持を可能にしてきた．また20世紀後半における化学合成農薬の発明は農業生産の増大と安定化に大きな寄与をしてきた．

一方で経済的効率や農業生産性の向上を目指す，経営規模の拡大，機械化，

単作化は，耕種と畜産との乖離をすすめ，耕地に対する堆肥・厩肥の施用を減退させ，補完的に化学肥料に対する依存を高め，連作障害や病虫害の多発と防除資材としての化学合成農薬に対する依存性を高めてきた．

肥料と農薬に関してはそれぞれ肥料取締法，農薬取締法により，農業生産への有効性や人や生物に対する直接・間接影響を考慮した生産や使用に関する法的管理がなされてはいるが，化学肥料と化学合成農薬の過度の使用による各種の環境負荷が指摘されるようになってきた．

1）肥料による環境負荷

環境負荷との関連で問題になる肥料成分は主として窒素とリン，とくに窒素である．農耕地に肥料として施用された有機・無機窒素化合物中の窒素は作物により吸収利用されるが，作物吸収量に比べて過剰に供給された窒素は土壌中に残留し，一部は硝酸態窒素として系外に流出する．それはまず表層あるいは深層地下水中に入り，やがて湧水，河川・湖沼に流出する．

地下水の硝酸性窒素濃度上昇の影響は，イ）地下水を飲料水として利用する際の健康影響，ロ）地下水が湧出した後に河川，湖沼，閉鎖性海域の窒素濃度を高めることによる環境影響の両面において考察されている．

水は人類の生活に必須のものであり，飲料水，生活水として利用されているのであるが，とくに飲料水については人の健康影響に配慮した飲料水基準が定められている．窒素に関するそれは「硝酸性及び亜硝酸性窒素として1リットル中10ミリグラム」となっている．主要な根拠は乳幼児に対するメトヘモグロビン症，いわゆるブルーベビー症の発現である．しかし成人に関しては硝酸性および亜硝酸性窒素（以下硝酸性窒素という）による障害については明らかではなく，野菜類などの硝酸含有量などについての基準も設定されていないことに留意する必要がある．また，硝酸の人間健康に及ぼす影響の程度や有無については，フランスの小児科医から強い異議が申し立てられている[10]．

日本においては硝酸性窒素に関する地下水の環境基準値にも，飲料水基準と同じ値が採用されている．

日本における地下水の硝酸性窒素汚染については，多くの調査研究が行われている[11]．わが国の地下水は1950年代以降徐々に増加していたが，とくに1970年代になってから急速に高まってきて，各地で環境基準を超えてきたことがわかる．図5.1は東京都の水源の一つである杉並水道用地下水源の硝酸性窒素濃度を示すが，限界値

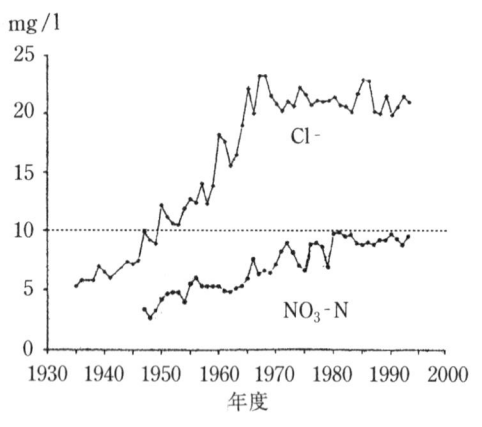

図5.1　杉並浄水場の井戸水の水質変化
（中村，1999）

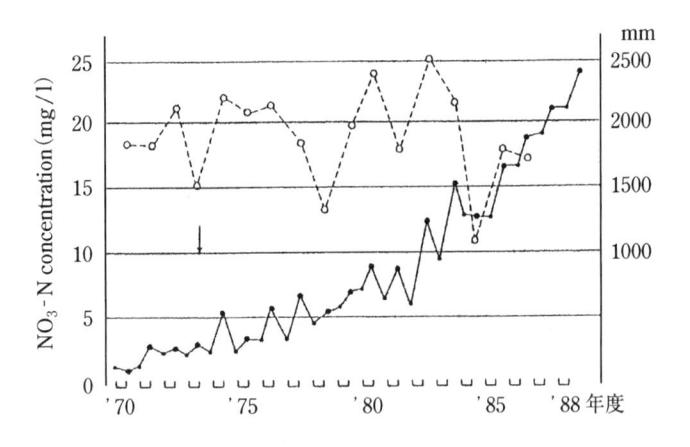

図5.2　静岡県の茶園地帯にある深井戸の硝酸性窒素濃度の変化
　　　硝酸性窒素―（左目盛）　　降雨量…（右目盛）

に近づいてからは，単独使用はせずに他の水源水と混用されている．図5.2は静岡県の茶園地帯の井戸水（深度60 m）の硝酸性窒素濃度であるが，1970年には1 mg/l程度であったものが，1990年には25 mg/lにも及んでいることがわかる[12]．

2. 農業による環境負荷 (83)

　地下水の硝酸性窒素汚染は全国的に見られるが，農業形態別には畑地や樹園地帯，農村集落などに多く分布し，水田地帯には比較的に少なく畜産の盛んな地域に多い．地下水の硝酸性窒素は，野菜や茶・果樹園に対する多量の施肥や畜舎からの廃棄物などに由来していると推定されている[13),14)]．

　環境保全型農業の普及により地下水の硝酸性窒素汚染の軽減が期待され，そのための調査研究および普及・啓蒙が全国的に進められた．

　しかし，地下水の硝酸汚染の低減は容易には進まない．表層土壌中の硝酸イオンが雨水により地下水へ浸透する速度は下層土壌の性質により様々であるが，それほど速くないようである．最近における環境省の全国調査によると表5.1に示すように，硝酸性および亜硝酸性窒素含量が基準値を超えている比率は調査井戸の総数に対して5～6％の水準を保ち，本格的調査が開始されて以来殆ど変化していない．また，基準値を超える硝酸性窒素濃度を示す井戸の中には最高値で77 mg/lを示したものも見られた（表5.2）．

　WHOは1945～1985年の間に硝酸性窒素25 mg/l以上の水を飲まされていた乳幼児について約2,000人の障害発生と160人の死亡を報告していた[15)]．

　日本においても煮沸消毒をした硝酸性窒素濃度36.2 mg/lの井戸水を使用して調製したミルクを飲んだ生後1カ月未満の乳幼児がメトヘモグロビン症を発症した例が報じられている[16)]．

表5.1　地下水の硝酸汚染の状況調査（環境省）
硝酸性および亜硝酸性窒素の環境基準値（10 mgN/l）を超過した井戸の数

調査年度（平成）	調査数（本）	超過数（本）	超過率（％）
6	1,685	47	2.8
7	1,945	98	5
8	1,918	94	4.9
9	2,654	173	6.5
10	3,897	244	6.3
11	3,374	173	5.1
12	4,157	253	6.1
13	4,017	231	5.8
14	4,207	247	5.9
15	4,288	280	6.5
16	4,250	235	5.5

表5.2 基準値を超えている硝酸性窒素の濃度分布（井戸数）
硝酸性窒素による地下水汚染対策事例集
（平成16年7月環境省環境管理局水環境部）

井戸の本数

濃度 (mg/l)	10〜20	20〜30	30〜40	40〜50	50〜	調査井戸総数
平成11年度	140	26	4	3	0（最高は44mg/l）	3,374
平成12年度	193	42	10	2	6（最高は77mg/l）	4,167
平成13年度	177	39	11	3	1（最高は58mg/l）	4,017
平成14年度	204	36	7	0	0（最高は38mg/l）	4,207

一方で地下水成分の影響の大きい河川・湖沼・閉鎖性海域などにおける富栄養化現象の誘因源ともみられている窒素やリンの濃度の改善は遅々としている．環境省による平成17（2005）年度の調査によると湖沼における全窒素および全リンの環境基準の達成状況は，あてはめ水域の98水域であるが，このうち環境基準を達成した水域は42水域で，達成率は42.9％であり，全窒素についての達成率はあてはめ水域36水域の8.3％，全リンについては，あてはめ水域98水域のうち達成率は51.0％にとどまっていた．

このような状況の改善のためにも環境保全型農業の一層の推進が必要とされてきた．

2) 農薬による環境負荷

農薬による環境負荷についての関心は，1996年の T. Colborn らによる Our Stolen Future により示されたいわゆる環境ホルモンとしての農薬の作用，人間や野生動物に対する広範な影響に対する警告により一層高まった．また強力な毒性物質であるダイオキシンを含んだ農薬の存在が明らかにされ，平成11年7月にダイオキシン類対策特別措置法が制定されたこともあり，とくに人間に及ぼす慢性毒性などに関する関心は非常に高まっている[17]．

化学合成農薬の多くは天然には存在しない，人工的に製造されものであるので，長期間の使用経験を積む中で，使用開始当初は不明であった有害作用が明らかになったり，製造工程中での微量有害不純物の混入問題などにより，

使用あるいは製造中止になったものもある.

農薬の影響は，1) 農薬使用者に対する直接的影響と，2) 農薬が使用された作物に残留し食用に供された場合の人体影響，3) 環境に放出された農薬による一般の微生物，動植物に及ぼす直接的影響，4) 生物濃縮過程や食物連鎖による長期的な生物影響，あるいは生物多様性に対する影響，などとして現れる．

これらのうち人体影響や食物の安全性に関しては，農薬取締法により登録許可されたものを，安全使用基準を遵守して使用すれば，問題はないとされているが，生物多様性を含め環境負荷全般に関しての問題は残る．

とくに直接使用者に対する影響を考慮して，毒性の少ない農薬の開発が望まれている．図5.3には自殺などを除いた農薬使用事故などによる死亡数の推移を示してある[18]．有機リン系農薬など，毒性の高い農薬の使用中止に伴い1985年をピークとして減少しているが，1990年代においても一定数が残っていることは，さらに毒性の少ない農薬の開発が望まれている所以である．

さらに周知のように農薬は有害生物を対象として施用されるが，当該生物はやがて当該農薬に対する抵抗性を獲得することや，リサージェンス現象を

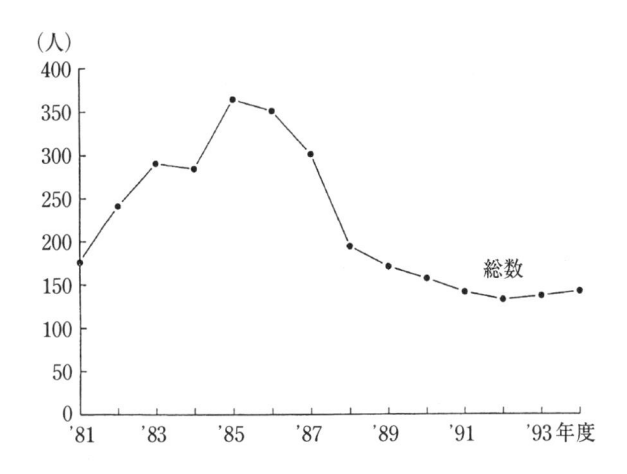

図5.3　農薬中毒死の年次変化（厚生省人口動態統計）
（誤飲，散布中の事故などによる不慮の中毒死として報告されたもの）
出所：(社) 緑の安全推進協会「みどりのたより」25号（平成8年4月）

示すようになるので，有害生物の防除に関しては，耕種的手法や生物的手法を優先し，農薬とくに化学合成農薬の使用は，出来る限り抑制することが求められてきた．

3. 循環型社会形成と環境保全型農業

1）土づくりの効果

環境保全型農業においては，とくに土づくりすなわち土壌生産力の維持方策が重視される．土づくりには有機質資材とともに無機質資材も使用されるが，ここではとくに「農業の持つ物質循環機能」あるいは「自然循環機能」が重視される．したがってまず堆肥，厩肥などの有機質資材や各種の有機質肥料の土壌還元的利用が考えられる．

土壌に施用された有機物は土壌の物理性，化学性，生物性の各方面において改良効果を発揮する．分解しにくい安定腐植酸は土壌の団粒構造の生成維持や腐植粘土複合体形成による土壌の塩基置換容量の拡大や緩衝作用の維持などに役立っている．土壌中には数多くの微生物，小・中・大動物が棲んでおり，それらの作用，相互作用により有機物が分解利用され，その過程で生じる中間生成物や微生物分泌物は様々な機能，たとえば植物成長促進作用や微生物相互抑制作用を発揮する．とくに複雑な微生物構成を持ったいわゆる健全な土壌は病害菌などの繁殖を抑制する作用なども持つようになり，さらに窒素固定菌をはじめとする多くの有益菌の力を発揮させる．

このような土壌に生育する作物は，根の成長と活性が盛んであり，地上部の成長や果実の維持なども良く，病害虫にも犯されにくい健康な作物として生育することになる．

化学肥料との比較において，有機質資材で土づくりをされ有機質肥料で育てられた作物は一般に良質であるとされている（表5.3）．

すなわち，環境保全型農業の基本は有機物施用による土づくりにあるが，こうして出来た健康な土はまた健全な良質な作物を生育させる基礎ともなる．

表5.3 有機質肥料の施用試験で作物品質に効果を認めた諸例
(森 哲郎, 1992)

	作物	有機質肥料の効果
葉茎菜類	コマツナ,セルリー	・収穫後の「しおれ」度合いの速度が遅い. ・ビタミンC,葉緑素含量の減少率が少ない.
	キャベツ,レタス	・日持ち,貯蔵性がすぐれる. ・葉緑素含量の減少率が少ない. ・輸送中の「きず,おれ」の発生が少ない.
	タマネギ	・貯蔵中春先の萌芽が遅い.
根菜	ニンジン ダイコン	・糖度およびカロテン含量が増加する. ・「まがり,ス入り」が少なくなり,貯蔵性も良好になる.
果菜類	メロン	・裂果が著しく少なくなく,ペクチン含有率が高い. ・外観,食味が優れ,アミノ酸や香気成分が高い.
	スイカ	・上物収量が高く,変形果が少ない. ・肉質が軟らかく,食味が優れる.
	トマト ナス	・花落不良果や窓あき果,尻ぐされ果が少ない. ・果実表面の褐色効果およびがくの褐変・変色が少ない.

2) バイオマスニッポン総合戦略と環境保全型農業

人間社会の発展に伴う,大量生産・大量消費・大量廃棄システムは,石油などの化石資源や各種鉱物質資源の枯渇を招くと同時に,無機・有機の膨大な廃棄物は,廃棄物の最終処理場の不足問題をはじめとした,各種の環境問題を引き起こし,持続可能な社会の発展を阻むものとなってきている.

これらの膨大な有機性廃棄物は,本来植物の光合成作用により大気中の二酸化炭素と土壌中の無機栄養物質より生成した有機物が,動物・微生物,さらに人間などを養う,いわゆる食物連鎖過程で利用された後に環境に放出されるものであり,それらが土壌に還元されることにより,最終的な分解を経て,元の二酸化炭素と無機栄養物質に戻るという自然循環過程が完成し,換言すれば自然の環境浄化作用が発揮されるのである.

わが国においては,2000年に循環型社会形成推進促進法が成立し,各種廃棄物のReduce, Reuse, Recycleの推進が図られている.

廃棄物の中でも有機性廃棄物の占める比率は高い.表5.4[19]に示されてい

表5.4 生物系廃棄物の発生量および成分含量（推計）

	発生量（万t）	近年の増減傾向	成分含有量（万t）		
			窒素	リン酸	カリ
藁類	1,172 (H8)	減少（米収穫量および麦収穫量減少）	6.9	2.4	11.7
籾がら	232 (H8)	減少（米収穫量減少）	1.4	0.5	1.2
家畜糞尿	9,430 (H8)	減少（家畜飼養頭数の減少）	74.9	27.4	51.9
畜産物残算渣	167 (H8)	減少（と畜頭数の減少）	8.4	11.9	6.2
樹皮（バーク）	95 (H7)	減少（木材生産量および素材輸入量の減少）	0.5	0.1	0.3
おがくず	50 (H8)	同上	0.1	0.0	0.1
木くず	402 (H8)	同上	0.6	0.1	0.6
動植物性残渣	248 (H5)		1.0	0.4	0.4
食品産業汚泥	1,504 (H5)		5.3	3.0	0.6
建設発生木材	632 (H7)	減少	1.0	0.2	0.9
生ごみ（家庭・事業系）	2,028 (H7)	横ばい（一般廃棄物の排出量）	8.0	3.0	3.2
木竹類	247 (H9)	都市緑化，ガーデニングなどの進展に伴い増	1.9	0.5	0.9
下水汚泥	8,550 (H8)	施設整備の進展に伴い増加	8.9	9.2	0.6
屎尿	1,995 (H7)	下水道，浄化槽の整備の進展に伴い減少	12.0	2.0	6.0
浄化槽汚泥	1,359 (H7)	施設整備の進展に伴い増加	1.4	1.5	0.1
農業集落排水汚泥	32 (H8)	同上	0.0	0.0	0.0
合計	28,143		132.1	62.1	84.6

るように生物性廃棄物の大宗をしめるものは家畜廃棄物であるが，その他のものも含めて，窒素132万トン，リン酸62万トン，カリ85万トン程度の植物養分元素が含まれている．この大部分は自然循環的処理あるいは「農業の有する自然循環機能」を利用して処理をすることが可能なものであるが，その中核をなすものは，有機性廃棄物の堆肥化，コンポスト化による利用であり，それを積極的に推進し，土づくりを図る環境保全型農業である．

2002年に設定された「バイオマス・ニッポン総合戦略」は石油など化石資源由来ではない有機性物質全般をバイオマスとして位置付け,エネルギー的利用も視野に入れ,有効な資源としての様々な利活用を図りながら,自然循環的な処理をしようとしている.地域内において,地域の関係者の広範な連携の下に,バイオマスの発生から利用までを効率的なプロセスで結んだ総合的利活用システムを構築し,安定的かつ適正なバイオマス利活用を行うか,あるいは今後行うことが見込まれる地域をバイオマスタウンと名付け[20],地域の条件に応じてのバイオマスタウン構想の確立と実行が計画されているが,この地域資源循環計画の中核として地域環境保全型農業が位置づけられる.

4. 環境保全型農業の発展

1) 環境保全型農業への取り組み

環境保全型農業に取り組む農家数は次第に増加してきた.平成12 (2000) 年における調査では販売農家数2,336,908に対して環境保全型農業に取り組んでいる農家数は501,506 (21.5%) に達している.しかし,その中で堆肥による土づくりに取り組んでいる農家は73.4%に留まった[21].

持続的農業生産に必須ともいえる堆肥施用をする農家数の比率が必ずしも多くないのは,耕種と畜産との分離を背景とした自家生産堆肥が減少し,必

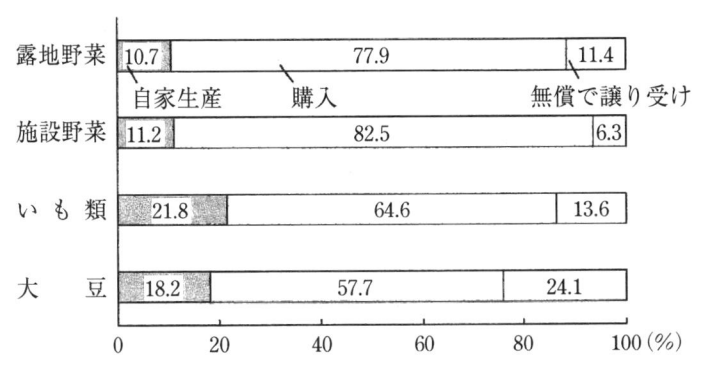

図5.4 たい肥(コンポスト)の主な入手方法別農家数割合

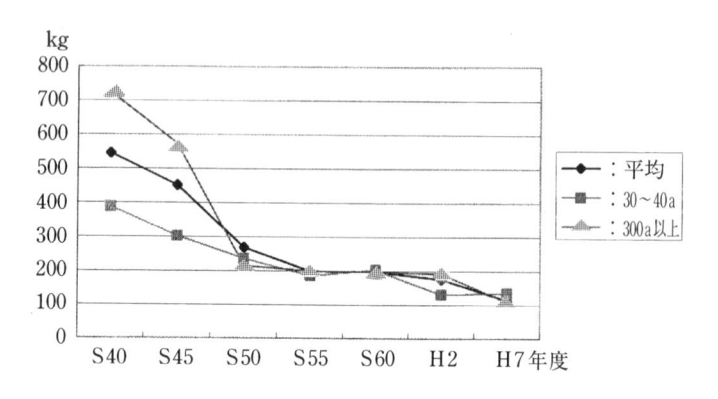

図5.5　稲作10a当たり堆肥施用量の推移
資料：農林水産省「米生産費調査」

要とする堆肥の大部分を購入に頼るようになってきたことにもよる．図5.4に示すように野菜類では80％近くが，イモ類で約65％，大豆で約58％は購入に頼っている．

　堆肥の必要量（10t/ha）に対して施用量のきわめて少ないのは水稲作であり，図5.5に示すように，最近は1.5t/ha以下の低水準に留まっている．麦類などについてもほぼ同様な状況である．

　一方で，土づくりの推進に関しては，耕種と畜産部門の連携強化により進められている稲わらの収集と飼料的利用，稲発酵粗飼料いわゆるホールクロップサイレージの生産と当該水田への厩肥の還元，さらにコントラクターによる厩肥の農耕地散布支援なども盛んになっており，これらも環境保全型農業の拡大の一環として評価できる．

　しかし，家畜経営は飼料の輸入自由化に伴う自家所有地規模に縛られずに極度に肥大化してきた．表5.5に示すように，1戸当たり飼養数は1965年に対し2004年には乳用牛で17.30倍，肉用牛で22.85倍，豚で192.11倍，採卵鶏で1,242.56倍，ブロイラーで42.35倍にもなっている．こうした土地利用による飼料生産の少ない，耕種経営と乖離した畜産経営の発展により，家畜排泄物を土壌還元により利用する道が狭くなり，牛糞の場合の野積みや豚糞

表5.5 畜産業の推移

家畜飼養頭(羽)数	単位	1965	1985	2004	2004/1965
乳用牛飼養戸数	1,000戸	381.6	82.4	28.8	0.08
乳用牛飼養頭数	1,000頭	1,289	2,111	1,690	1.31
一戸当たり平均飼養頭数	頭	3.4	25.6	58.7	17.30
肉用牛飼養戸数	1,000戸	1,435	298	93.9	0.07
肉用牛飼養頭数	1,000頭	1,866	2,587	2,788	1.49
一戸当たり平均飼養頭数	頭	1.3	8.7	29.7	22.85
豚飼養戸数	1000戸	701.6	83.1	8.88	0.01
豚飼養頭数	1,000頭	3,976	10,718	9,724	2.45
一戸当たり平均飼養頭数	頭	5.7	129	1,095	192.11
採卵鶏飼養戸数	1,000戸	3,227	123.1	4.09	0.001
採卵鶏飼養羽数	1,000羽	88,093	127,596	137,216	1.56
一戸当たり平均飼養羽数	羽	27.0	1,037	33,549	1242.56
ブロイラー飼養戸数	1,000戸	20.49	7.025	2.778	0.14
ブロイラー飼養羽数	1,000羽	18,279	150,215	104,950	5.74
一戸当たり平均飼養羽数	羽	892	21,383	37,779	42.35

の場合の素掘り処理に見られるような野外放置分解浸透処分に頼るようになってきた．このことはそのまま地下水の硝酸性汚染の増大原因になってきた．このような状況を改善するために平成11 (1999) 年に「家畜排せつ物法」が制定施行され，その結果，家畜廃棄物の大部分はコンポストとして農耕地に還元されるようになってきた．

2005年時点では日本における作物生産に必要な窒素量は約57万トンと推計され，投入窒素の利用効率を50％とすると，現在の農耕地の窒素受け入れ可能量は約114万トンとなり，そのうちの化学肥料由来窒素が約48万トン，家畜排泄物由来の窒素が約47万トンであるという[22]．家畜排泄物由来窒素の総量は約83万トンであり，食品産業廃棄物，生ゴミ，下水・し尿汚泥などの窒素も約35万トン程度と推定されている．生産性を維持しながら地下水の硝酸性窒素汚染を軽減するためには，窒素施用総量の低減と同時に，適切な形態の化学肥料の適量施用も必要なため，有機性廃棄物由来肥料の投入量は限界に近付きつつある．

2）持続農業法とエコファーマー

上述の時点では有機農産物を生産している農家の生産拡大意欲は高かったが，その他の環境保全型農業取組農家ではさらに取り組みを拡大しようというよりは現状止まりだとする農家数が多かった．このことは，環境保全型農業の取り組みに際してはなお，様々な障害，とくに経済的メリットが少ないというようなことがあることが伺われた．

1999年に成立した「持続性の高い農業生産方式の導入の促進に関する法律」（持続農業法）は環境保全型農業の推進を意図したものであるが，その中に環境保全型農業の技術内容が下記のように示されている[23]．

(1) 土づくり技術：たい肥等有機質資材施用技術，緑肥作物利用技術
(2) 化学肥料低減技術：局所施肥技術，肥効調節型肥料施用技術，有機質肥料施用技術
(3) 化学合成農薬低減技術：温湯種子消毒技術，機械除草技術，除草用動物利用技術，生物農薬利用技術，対抗植物利用技術，抵抗性品種栽培・台木利用技術，熱利用土壌消毒技術，光利用技術，被覆栽培技術，フェロモン剤利用技術，マルチ栽培技術

これらの技術内容を包含して，作物栽培地域の状況に応じた個別的な作物別技術指針がまず全国的に[24]，さらに都道府県毎に具体的に示されてきている．

持続農業法に示された農業技術を意識的に導入している農家にはエコファーマーの愛称が与えられる．「エコファーマー」の「エコ」は，エコロジー（生態学）に由来するが，「エコマーク」「エコビジネス」など，環境にやさしいもの，配慮したものの象徴として広く親しまれている用語で，全国環境保全型農業推進会議により一般応募の中から選ばれたものである．2006年9月末現在のエコファーマー数は111,273名に及んでいる[25]．

環境保全型農業の進展とともに，農家慣行の栽培技術の内容も次第に肥料や農薬の使用量や使用回数が減少してきたが，それを反映するように，都道府県における作物別の慣行栽培基準の改定がなされてきている[26]．

5. 化学肥料および農薬使用の減少傾向と現状

1）肥料使用の現況

日本における単位面積当たり化学肥料（窒素成分）施肥量の推移は図5.6に示すように1980年代をピークとして，環境保全型農業の普及とともに減少してきていることがわかる．

肥料使用総量の変化は著しいのであるが，作付け延べ面積の減少も著しいので，単位面積当たり施肥量の減少はピーク時に比べて20％程度に留まっている．

2006年現在における慣行栽培における標準的な化学肥料窒素施肥量を関東地方各県の栽培指針から抽出し，1966年におけるものと比較したのが表5.6である．ここで示されているように野菜類の多くのものは20〜40％の減少を

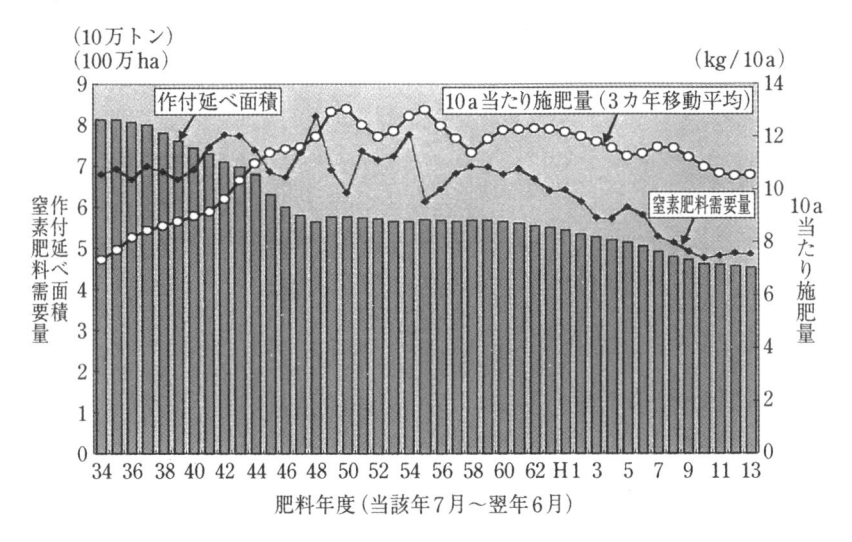

図5.6 単位面積当たり化学肥料（窒素成分）施肥量の推移
資料：農林統計協会「ポケット肥料要覧」，農林水産省「耕地及び作付面積統計」
注：10a当たり施肥量は「前肥料年度窒素肥料需要量/当該年作付延べ面積」により算出した値の三カ年移動平均

表 5.6 野菜に対する関東地方の慣行施肥基準

	化学肥料 N kg/ha		減少量	減少%
	1966 (a)	2006 (b)	(b) − (a)	100 × {(b) − (a)}/(a)
トマト	370	280	90	24
キュウリ	340	270	70	21
ナス	330	360	−30	(−) 9
イチゴ	280	230	50	22
キャベツ	270	190	80	30
レタス	240	160	80	33
カリフラワー	280	240	40	14
セロリー	590	570	20	3
ホウレンソウ	170	160	10	6
コマツナ	160	160	0	0
ネギ	280	220	60	21
ハツカダイコン	190	120	70	37
カブラ	210	130	80	38
ニンジン	220	150	70	32
ゴボウ	200	200	0	0

示しているが，あまり減少していないもの（コマツナ，セロリー，ホウレンソウ），あるいは昔より増大しているもの（ナス）があることがわかる．この間における品種の変化，収量の増大などの影響もあると考えられる．

窒素肥料の環境に及ぼす尺度として用いられるのは，耕地面積当たりの投入窒素総量（化学肥料窒素＋有機質肥料窒素）と作物吸収窒素量との差として算出される単位面積当たりの過剰窒素量である．表5.7には1995～97年におけるOECD諸国の圃場窒素バランスと投入窒素源の構成を示してある[27]．面積当たり窒素投入量において日本はオランダ，韓国，ベルギーに次いで4番目に多いことがわかる．投入された窒素の作物吸収効率は47％であり，フランス，英国，ドイツなどヨーロッパ主要国に比べて低い．また窒素収支（過剰窒素）は135 kg/haであり，上記の国々が53, 86, 61 kg/haであるのに比べて著しく高い．使用されている肥料中無機肥料の占める比率は41％であるが，上記諸国やオランダ，ベルギーなども38～54％の範囲内にある．

最近の調査研究によると，図5.7[28]に示されているように日本の窒素収支は

表5.7 OECD諸国の圃場窒素バランスと投入窒素源の構成 (1995 - 97)
(OECD : Environmental Indicators for Agriculture, Vol.3, 2001 より抜粋)

	面積等窒素投入量 /ha	投入窒素効率 %	窒素収支 /ha耕地	窒素源の構成 (%) 無機肥料
オーストラリア	18.4	62	7	9
カナダ	50.9	74	13	41
米国	71.9	57	31	36
オーストリア	103.5	74	27	35
スウェーデン	120.8	72	34	53
フランス	152.1	65	53	54
スイス	159.5	62	61	22
英国	166.7	48	86	47
ドイツ	199.6	69	61	51
デンマーク	223.2	47	118	49
ニュージーランド	249.8	98	6	4
日本	255.4	47	135	41
ベルギー	324.6	44	181	38
韓国	378.3	33	253	60
オランダ	490.3	47	262	40

次第に改善され，過剰窒素は約80 kg/ha程度にまで減少していることがわかる．しかし，日本の場合にはヨーロッパ諸国にはみられない水稲栽培の占める比率が高いという特徴がある．水稲栽培においては，養分培養効果と溶脱防止機能の高い水田に栽培されている一方で，倒伏防止や，病害虫対策，さらに産米の品質維持のために窒素肥料はできるだけ低水準に留めておく栽培法が一般に普及している．そのため，水稲栽培においては，脱窒作用損失と土壌窒素供給を考慮しても過剰窒素は殆ど発生しないのである．表5.8[29]に示してあるように，水田における窒素バランス（過剰窒素）は10.3 kg/haに留まっている．しかし，小麦大豆などの一般畑作物は110.7 kg/haであり，野菜類に至っては454.4 kg/haという多量の過剰窒素を生み出している．この

表には草地などの評価がされていないが, 野菜, 果樹, 茶などにおける過剰施肥の影響を如何に緩和し, 軽減していくかが, 環境保全型農業の施肥面での今後の課題であることは間違いない.

施肥窒素に対する作物利用効率が高く, 灌漑水などによる水質汚染防止効果の高い側条施肥や作物養分吸収特性にみあった窒素供給を可能にする肥効調節型肥料や硝酸化成抑制剤入り肥料の開発普及は一層期待されよう.

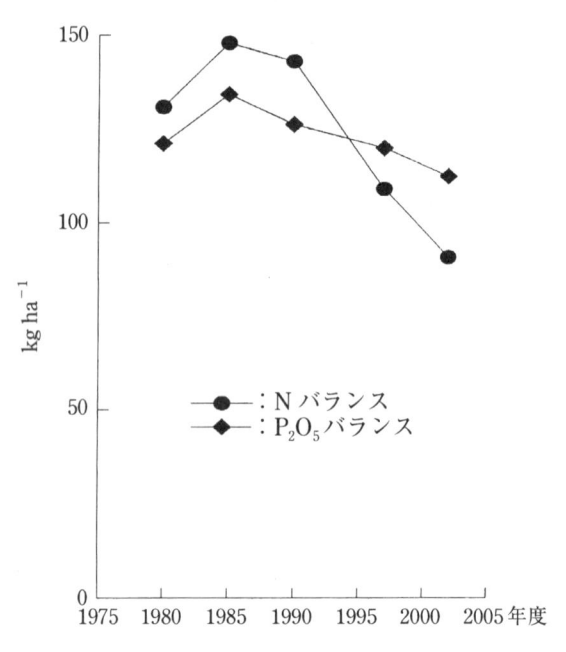

図5.7 農耕地に施用された過剰窒素およびリン酸（三島ら, 2006）

表5.8 窒素バランス（2002年）

	N/ha				
	化学肥料	たい厩肥	作物吸収	自然収支*	バランス
水稲	71.2	31.0	46.7	−45.2	10.3
穀作物	100.2	80.2	64.7	−5.0	110.7
野菜類	213.5	304.3	63.3	−30.0	454.4
果樹類	117.0	88.3	12.8	−30.0	192.4
工芸作物	261.0	188.6	61.1	−30.0	388.5

* 窒素固定, 灌漑, 脱窒
出所：三島ら, Soil Sci.Plant Nutr., (2006)

2) 農薬使用の現況

　日本の農薬使用量は表5.9[30]に示されるように，面積当たり投入量において世界最高であった．農薬による環境負荷の軽減のため，FAOを中心に1970年代までには，将来あるべき害虫防除の考え方としてIPM（総合的有害生物管理）の重要性が強調されていたのであるが，日本においては，環境保全型農業の推進に従って天敵やフェロモン利用をはじめとするIPM技術が評価され実践されるようになった[31]．現在は作物別の技術指針も纏められ普及に役立っている[32]．

表5.9　OECD主要国の農薬（活性成分）投入量（1995-97）（一部抜粋）

	投入成分量（トン）		面積当投入量	耕地面積
	(1985 – 87)	1995 – 97	ka/ha	百万ヘクタール
ニュージーランド	3680	3752	0.27	13.833
カナダ	35370	29206	0.39	75.077
スウェーデン	3885	1454	0.47	3.088
米国	377577	373115	0.88	425.677
オーストリア	5670	3552	1.01	3.519
スイス	2456	1832	1.16	1.574
ハンガリー	28359	8628	1.42	6.067
デンマーク	6144	4051	1.48	2.737
EU – 15	333804	253684	1.82	139.31
英国	40768	34910	2.03	17.186
フランス	96897	97229	3.25	29.906
オランダ	20241	10553	5.39	1.958
ベルギー	8806	9710	7.11	1.365
韓国	22276	25063	12.41	2.02
日本	97672	84850	16.99	4.993

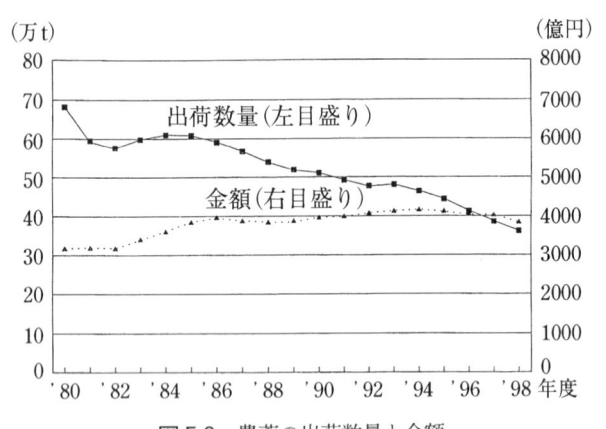

図5.8　農薬の出荷数量と金額
出所：「農薬要覧」から作成

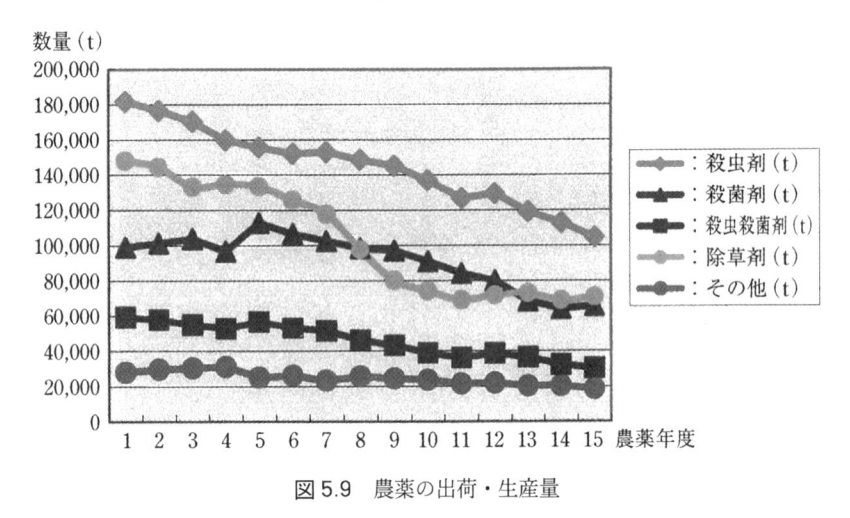

図5.9　農薬の出荷・生産量

　図5.8, 図5.9[33)] に示すように農薬の出荷量は1980年代以降，現在に至るまで減少傾向を辿り続けている．ただし労働軽減効果の高い除草剤については平成10年度以降一定程度の使用が続けれ，その必要性の高いことがわかる．出荷量の減少にもかかわらず図5.8に示されているように農薬出荷金額は減少を示していない．これは有害生物の農薬抵抗性獲得や低毒性農薬に対する要求に応じて，より安全で，より効果の高い農薬の開発が進められているが，そ

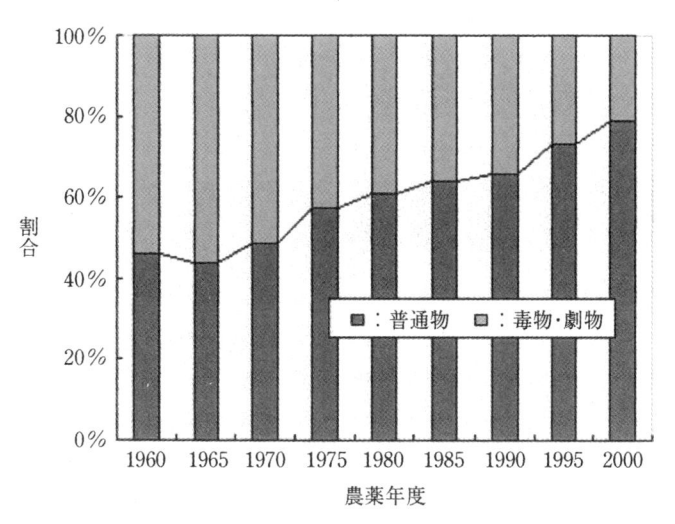

5. 化学肥料および農薬使用の減少傾向と現状　　（ 99 ）

図 5.10　有効登録件数の急性毒性別割合

表 5.10　農薬による中毒事故（自他殺含まず）
（単位：人）（( )）内は散布中）

年次	死亡事故	中毒事故
1957〜1960平均	45	681
1961〜1965平均	38 (20)	322 (296)
1966〜1970平均	39 (15)	276 (252)
1971〜1975平均	21 (4)	233 (216)
1976〜1980平均	17 (6)	158 (147)
1981〜1985平均	12 (3)	68 (59)
1986〜1990平均	6 (3)	54 (45)
1991〜1995平均	4 (1)	20 (13)
1996	2 (0)	66 (60)
1997	4 (0)	43 (29)
1998	3 (1)	50 (44)
1999	0 (0)	57 (41)

（注）1957年〜1975年は厚生省薬務局監視指導課の調査による数値より平均値を求めたもの．
　　　1976年以降は農林水産省農産園芸局植物防疫課の調査による．

図5.10[34]に示すように有効登録農薬における劇物・毒物の割合は減少し，普通物が大部分を占めるようになってきたことがわかる．それを反映して，農薬による死亡事故，中毒事故も減少してきている（表5.10）．

これらの数値からもわかるようにわが国の環境保全型農業は植物防疫の面においても着実な進捗を見せている．

6．おわりに

環境保全型農業は一般にはいわゆる付加価値農業ではないので，従来型の農業方式に比べて，生産者に対する労力，経費などにおける負担がかかる．そのため，この農業方式の普及には単なる精神的支援のみではなく，具体的な経営的支援も必要になる．すでに都道府県段階，市町村段階で様々な創意を持った支援策が実施されている．

宮崎県綾町においては昭和63（1988）年，全国初の「自然生態系農業の推進に関する条例」を制定していたが，平成元（1989）年から自然生態系農業の基準の設定と，基準の審査方法および，審査結果による認証方法など一連の厳しい基準と明確なラベルの表示を行なうと同時に各種の推進対策を講じてきた[35]．以後，平成14（2002）年現在において，環境保全型農業推進方針策定市町村の数は1,449に達し全国市町村数3,229の46％に達した[36]．

これらの動きを受けて，滋賀県では平成15（2003）年に「滋賀県環境こだわり農業推進条例」を制定し，一定の栽培条件を満たした栽培者に対する直接補助を開始した[37]．こうして都道府県，市町村の大部分において，有機農産物・特別栽培農産物・環境に優しい農産物の認証制度や推奨マークの制定その他の様々な支援策が講じられるようになってきた．

国においては，環境保全を重視する農業政策の一環として，各種の施策の対象としての農家が必ず守るべきものとして，「農業環境規範」を定めているが，その上に立ってさらに「農地・水・環境保全向上対策」を進めている[38]．その中で化学肥料と化学合成農薬の使用量が慣行に対して原則として5割以上低減すること，一定の地域でまとまって取り組むこと，持続農業法に基づ

くエコファーマーであることなどを条件として一定額の直接支援を示している．環境保全を重視した農業政策の一定の進歩である．なお，2006年12月15日には有機農業推進法案が成立している．

以上記述したように，日本における環境保全型農業は着実な進展を示しているが，平成13（2001）年度の環境保全型農業による農産物の生産・出荷状況調査においては，環境保全型農業に取り組んだ面積の作付け延べ面積全体に対する割合は全国的には16.1％に過ぎない[39]．その後の推進施策などの進展による大幅な改善は推定されるが，本来的に農業は環境保全的に営まれなければならないという観点からみれば，全く不十分の到達段階であるといわざるを得ない．食料自給率・飼料自給率の向上，バイオマス循環，資源循環型社会の形成，食農教育，などと一体的に環境保全型農業が発展することが必要とされている．

引用文献

1) 荷見武敬・鈴木利徳：有機農業への道，楽游書房（1977）
2) 熊澤喜久雄：「有機農業」と現代農業：農業および園芸，64, 89-103, 276-288 (1989)
3) 大来佐武郎監修：環境と開発に関する世界委員会：地球の未来を守るために，福武書店（1987）
4) N.A. Robinson, editor : Agenda 21, Earth's Action Plan, Oceana Publications (1993)
5) 熊澤喜久雄：農業と環境に思う，科学と思想，第76号，81-83 (1990)；農業と環境と環境保全について思う，学士会会報，1990-IV, No. 789, 82-88 (1990)；持続的農業と環境，科学と思想，No. 80, 64-91 (1991)
6) 嘉田良平：環境保全と持続的農業，家の光協会（1990）
7) 環境保全型農業研究会編：環境保全型農業の展開へ向けて，地球社（1995）
8) 全国農業協同組合連合会・全国農業協同組合中央会編：環境保全型農業，10年の取り組みとめざすもの，家の光協会（2002）
9) （社）大日本農会：環境保全型農業の課題と展望？我が国農業の新たな展開に向け

て－，大日本農会叢書4（2003）
10) J. L'hirondel and J.-L. L'hirondel : Nitrate and Man. Toxic, Harmless or Beneficial? CABI Publishing (2002).（越野正義 訳：硝酸塩は本当に危険か，崩れた有害仮説と真実，農文協（2006））
11) 熊澤喜久雄：地下水の硝酸態窒素汚染の現況，日本土壌肥料学雑誌，70，207-213（1999）
12) 永井　茂：地下水汚染の水文化学的アプローチ－無機汚染の実態と問題点－，地下水学会誌，33，145-154（1991）
13) 日高　伸：櫛引台地における地下水汚濁の実態解析，農林水産技術会議研究成果，耕地生態系における水質保全に関する研究，46-53（1987）
14) 藤井国博・岡本玲子・山口武則・大嶋秀雄・大政建次・柴野昭夫：農村地域における地下水の水質に関する調査データ（1986-1993），農業技術研究所資料，20，1-329（1997）
15) Heathwaite, A. L., Burt, T. P. and Trudgill, S. T. : Overview – the nitrate issue ; in Nitrate : Processes, Patterns and Management. Ed. T. P. Burt et al. 3-21, John Wiley & Sons (1993)
16) 田中淳子・堀米仁志・今井博則・森山伸子・齋藤久子・田島静子・中村了正・滝田齋：井戸水が原因で高度のメトヘモグロビン血症を呈した1新生児例，小児科臨床，49，1661-1665（1996）
17) 松島　翠：農薬による人体の慢性障害－次世代への影響も含めて－，日農医誌，52，909-919（2004）
18) （社）緑の安全推進協会，みどりのたより，25号（1996）
19) 生物系廃棄物リサイクル研究会：生物系廃棄物のリサイクルの現状と課題－循環型社会へのナビゲーターとして－，有機質資化推進会議（1999）
20) http://www.maff.go.jp/biomass/town/hayawakari01.pdf
21) 2000年世界農林業センサス調査結果（平成12年2月1日現在，農林水産省統計情報部）．環境保全型農業への取り組み（販売農家）
22) 農林水産省生産局畜産部畜産企画課畜産環境対策室：畜産環境をめぐる情勢（2006）　http://www.maff.go.jp/chikukan/3.scene.pdf

23) http://www.maff.go.jp/soshiki/nousan/nousan/kanpo/jizoku.htm
24) 環境保全型農業技術検討委員会編，農林水産省農産園芸局農産課環境保全型農業対策室監修：概説 環境保全型農業技術，家の光協会（1997）；同，作物別環境保全型農業技術，家の光協会（1997）
25) http://www.maff.go.jp/soshiki/nousan/nousan/kanpo/eco-namber.htm
26) http://www.maff.go.jp/sehikijun/top.html
27) OECD : Environmental Indicators for Agriculture, Volume 3 Methods and Results（2001）
28) Mishima, Shin-ichiro, S. Taniguchi and M. Komada : Recent trands in nitrogen and phosphate use and balance on Japanese farmland. Soil Sci. Plant Nutr. Vol. 52, 556-563（2006）
29) Mishimaら：上掲
30) OECD：上掲
31) 中筋房夫：環境保全型農業と総合的有害生物管理（IPM），（社）大日本農会編：環境保全型農業の課題と展望，74-91（2003）
32) IPMマニュアル編集委員会：IPMマニュアル，環境負荷低減のための病害虫総合管理技術マニュアル，（独）農業・生物系特定産業技術研究機構，中央農業総合研究センター（2004）
33) http://www.maff.go.jp/nouyaku/
34) http://www.maff.go.jp/nouyaku/nouyakukiso.htm
35) http://www.town.aya.miyazaki.jp/ayatown/index.html
36) http://www.maff.go.jp/soshiki/nousan/nousan/kanpo/housinitiran.htm
37) http://www.pref.shiga.jp/jourei/reisys/honbun/ak00112141.html
38) http://www.maff.go.jp/nouti_mizu/index.html
39) http://www.maff.go.jp/toukei/sokuhou/data/hozen2001/hozen2001.pdf

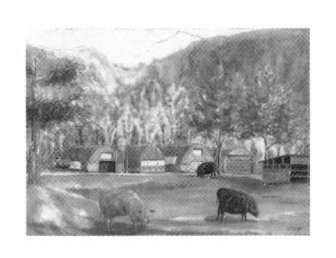

第6章 環境保全型畜産物の生産から病棟まで

萬田 富治
北里大学獣医畜産学部教授

1．「ハレ」の日は霜降り肉

　毎年，年末・年始の「ハレ」の日のテレビは，老舗温泉旅館や高級レストランの高級和牛肉料理に舌鼓をうつ有名人の番組が放映される．飽食時代に突入し，生活習慣病が国民的関心事となっても，ついぞ安い輸入牛肉に年末・年始のテレビ番組でお目にかかったことはない．今や，牛丼や焼き肉の外食産業は輸入牛肉，「ハレ」の日は高級和牛肉といった図式がすっかり定着した．輸入牛肉は手軽で安さが売り物のファーストフード，高級和牛肉はお金持ちのスローフード，それもブランド牛，さしづめ地産地消の代表格といえよう．国産和牛は，牛肉輸入自由化以降，生き残りをかけて高品質牛肉生産で差別化を図り，世界でも例のない「霜降り肉」を生み出した．海外から和牛と称する紛らわしい表示の牛肉が店頭に並ぶので，農林水産省は，消費者保護の立場から国内で生産された和牛のみを「和牛」と表示することに制度を改め，これまでのように海外で生産された和牛子牛を輸入し日本で肥育しても，「和

牛」とは呼べないことにした．このように，国を挙げて，わが国固有の資源である国産和牛の振興を図っており，当分は，輸入肉が「霜降り肉」に取って代わることはないであろう．

BSEの発生の影響を受けて，一時低迷した和子牛の市場価格と牛肉価格は，和牛バブルとも称されるくらい，高値で推移している．牛肉輸入の再開にもかかわらず，この勢いはしばらく続きそうである．しかし，全国どこでも「霜降り肉」という単一化（一品目生産）に危うさを感じる人々もいる．

2．牛が穀物を過食すると急死する

ひところ前，多くの農家で牛が飼われていた時代，つないでいた牛が離れ，牛舎内に置いてあった穀物をたらふく食べて，突然死亡するという事故がよく発生した．獣医師が駆けつけても，すでに手遅れで，牛の腹部はガスでパンパンに膨れ，急性アシドーシスによる突然死に至るのである．このように，牛に穀物をたくさん与えてはいけないことは当時，常識であった．しかし，穀物飼料を給与すると乳牛は乳量を増やし，肥育牛は霜降り肉となり，当然，農家の手取りは増える．当時は輸入穀物飼料が比較的，安く購入できた．日本では，牛の第一胃（ルーメン）発酵に関する研究が大学を中心に着々と取り組まれており，その学術的知見は世界でも高く評価されていた．研究の成果は穀物を多給できる実用技術に生かされ，畜産農家は安心して穀物飼料を多給できるようになった．その結果，わが国の乳牛の乳量水準は，EU諸国を追い抜いて世界のトップクラスを誇り，牛肉は，世界一柔らかくて美味しい「霜降り肉」を生産できるようになった．

昭和59（1984）年4月から63（1988）年9月までの4年半，筆者は，日本有数の酪農地帯，北海道十勝に位置する国立試験場に在職していた．往時は，規模拡大が奨励され，酪農家は頭数を増やし，個体乳量を高めることに努力していた．しかし，飼料給与技術が未熟であったこともあり，穀物飼料の多給を原因とする牛の死廃事故が多発し，共済組合の獣医師は治療のため，往診で多忙を極めた．このような経験から牛のルーメン発酵の恒常性を維持することの大切さに気付き，正常なルーメン発酵の制御に基づいた飼料給与技術

が紹介され，生産者はこの技術を取り入れた．このような努力のおかげで，日本酪農は世界でもトップ水準の個体乳量を達成することができた．また，肉牛でも国産和牛の主力品種である黒毛和種は穀物飼料の多給と，最近ではビタミンAをコントロールする飼料給与技術の開発により，世界一美味しいといわれる「霜降り肉」を生産するまでになった．このように，乳肉の高位生産技術は，牛の栄養学とルーメン科学の最新の知見によって開発されたものである．これに加えて，繁殖技術や育種理論に基づいた家畜改良技術の進歩により，家畜の遺伝的能力は飛躍的に向上している．また，省力化のための施設の自動化，IT利用による家畜管理技術の向上により，大頭数飼養規模のメガファームが各地に出現し，このような企業経営が家族経営を凌駕しつつある．

　日本畜産のアキレス腱は先進諸外国に比べ並はずれて低い飼料の自給率にあることは周知のとおりであるが，輸入穀物であれ，粗飼料であれ，どのような種類の飼料給与においても，ルーメン科学の原理をよく理解し，日常の飼養管理で応用することにより，健康な牛の飼養が可能であり，結果として安全・安心な生産物を消費者に提供できる．草食動物の基本に立ち返れば，穀物ではなく「ウシは繊維質の多い草で飼う」ことにこそ意義があり，反芻家畜のルミノロジーの立場からみれば，この点を生かさなければ，反芻動物を家畜として飼う意味がなく，その重要性は益々高まっている．

　国際的な原油需給の逼迫を背景にして，穀物輸出国のアメリカやブラジルなどでは穀物やサトウキビのバイオエタノール原料としての仕向け量が増大している．また，人口大国の中国やインドでの動物タンパク質消費量の増加により，飼料穀物の国際市場も高値基調で推移しつつあることから，日本畜産，ひいては日本における動物タンパク質の安定的供給に対しても予断を許されない情勢となっている．このため，日本畜産は飼料自給率向上が至上命題となっている．本稿の冒頭に当たり，「ウシは繊維質の多い草で飼う」，このあたり前の言葉を反芻しておきたい．

3. 畜産振興の課題

平成17（2005）年3月に策定された「食料・農業・農村基本計画」[1]（以下「基本計画」という）では，供給熱量総合食糧自給率を平成15（2003）年度の40％から平成27年度には45％に高めるという目標数値が示された．この目標を達成するために，畜産の飼料自給率の向上が極めて重要な課題として位置付けられ[2]，日本畜産は，この課題の解決を図ることが強く求められている．「基本計画」には，食の安全と消費者の信頼を確保すること，環境保全を重視すること，担い手の育成および担い手への農地の利用集積を促進することなどが挙げられており，これらの課題を解決するための諸施策が推進されている．他方，飽食の時代背景を受けて，畜産物は量の生産拡大から高品質化・差別化など質の生産へ移行している．加えて地産地消の推進，スローフード運動などの高まりなどから，国産畜産物と輸入畜産物の販売・流通・消費ルートについても多様化がさらに進展しつつある．また，最近では食べものと健康との関係について関心が高まっているが，食品化学・分析化学の進展により，畜産物中には，新規の機能性成分が含まれていることが次々と見いだされ[3,4]，その効能に期待した特定保健用食品なども商品化されるようになった．この分野の実用的研究は今後，医療領域との連携強化によりさらに進展すると見込まれている．

平成17（2005）年6月には，望ましい食生活の実現に向けた食育の推進のため，食育基本法が成立した．「基本計画」には食育の他，地域の農業者と消費者を結びつける地産地消を推進することも盛り込まれている．また，食品中に残留する農薬などの基準に係るポジティブリスト制度も施行された．このような背景から自然循環的畜産により産出された畜産物の機能性成分の検出・表示による新しいマーケティング手法などの開発が，国民の食に対する要請に応えるとともに，畜産経営の安定化にとっても大切な課題として浮上している．

4. 家畜無くして農業なし

牛の飼養頭数の増加や個体能力の向上は，必然的にエネルギー濃度の高い穀物飼料の需要量を増大させる．このため，穀物輸出国では大量の化学肥料や農薬使用による耕種農業の集約化と森林などの耕地化が推し進められ，環境破壊や生物多様性等に大きな影響を及ぼしている．この問題は農産物が国際市場で広域的に取り引きされているため，消費者や国民にとっては身近な問題として感じる機会は少なかった．また，草食家畜の消化管や，ふん尿から発生するメタンや亜酸化窒素は地球温暖化の原因として問題になっているが，土地面積と調和のとれた草食家畜の飼育は，環境に対して調和的効果を及ぼすことも忘れてはならない．たとえば，短草型の半自然草地の放牧は生物多様性を向上させることや[5]，地球温暖化ガスであるメタンの重要なシンクとして機能していることが明らかにされている[6]．また，耕種と畜産の複合農業システムは堆肥など有機質肥料の供給を介して土壌の物理性や肥沃性を改善する効果があることも古くから知られている．

このように家畜の最大の貢献は，複合農業システムにおける持続的生産と土地生産力を向上させることである（表6.1）．これまで，こうした家畜による資源利用および資源節約効果の評価は見過ごしがちであったが，今後，このような自然環境保全効果を発揮させる草食家畜の生産システムを，どのようなプロセスでわが国の風土に構築し，発展させていくかが重要課題となっている．とくに草地面積の過半数が集中する北海道では放牧は省力・低コスト技術としての期待が大きく，舎飼・多頭数飼養の経営から集約放牧技術を取り入れた経営に転換することにより，所得率が向上し，負債の償還も可能になった酪農家も見られるようになった．一方，梅雨から夏期にかけて，高温・多雨・多湿の気象条件下にある西南日本では，旺盛に繁

表6.1 放牧の最大の貢献は

複合農林業システムにおける
持続的生産と土地生産力の向上

⇩

わが国の風土に根差し，発展させていくかが課題

茂する野草資源や短草型草地を活用した周年放牧システムと，水田や林業などとの結合による有畜複合農林業システムなど，新たな放牧技術の取り組みが行われている．このような事例は畜産農家の経営改善ばかりではなく，国土保全，水源保全，生物多様性等の自然資源基盤保全の面からも重要である．今後は小規模農業および家族経営の複合農業でも，養分とエネルギーの経営内あるいは地域内フローをさらに向上させ，持続的生産を達成するための取り組みが期待される．特に地形が複雑で高齢化が進む中山間地域では，こういった有畜複合農林業システムの構築が，国土保全や地域社会の存続にとって大切であるばかりでなく，国民への安全・安心な食料供給面からも重要となっている[5]（表6.2）．

表6.2 放牧への期待
「家畜なくして，農業なし」

- 食卓と農村景観の調和
- 家畜がいる風景
- 安全・安心畜産物の広告塔
- 地産地消，食育まで波及効果大
- 未来に続く畜産

ヨーロッパ農業を語るとき，「家畜なくして，農業なし」といわれるが，日本においても，いまや畜産は農業にとって不可欠の部門となっている．国民の食糧消費パターンを見ても畜産物のウエイトが高くなっている．しかし，日本においては食糧消費パターンと耕地利用パターンが同じではなく，今後はこのアンバランスを是正し，持続性のある畜産を構築するためには耕作放棄地や遊休農林地，余剰水田等の環境に配慮した畜産的利用の拡大が課題である．

5．飼料自給の目指すところ

自給という言葉から畜産関係者であれば真っ先に頭に浮かぶのは自給飼料である．しかし，経済効率一辺倒の世相を反映し，畜産関係者にさえ，この言葉は軽視されてきた．一般の年輩者が自給から連想するものは，戦中戦後を通して余儀なくされた耐乏生活であろう．また，国際競争の最前線にいるビジネスマンや，豊かな物質文化を享受している若い世代には，自給という言葉からは時代遅れ，閉鎖的，封建的，頑固などが連想され，必ずしも良い印象はもたれていない．しかし，昨今は国民の間で自給という言葉が話題に

上るようになった．その1つはライフスタイルの見直しを通してである．テレビや雑誌などを介して，田舎に移り住んだ芸能人や有名人の自然を楽しむ農的生活が紹介され，手作りや自然の食材など，農的自給生活に多くの人々が関心を示すようになっている．

　もう1つの理由として，食料自給という国の政策に直結する国民的課題が浮上してきたことがある．この背景としては，食料自給率が年々低下し，国民の多くが海外に大きく依存するわが国の食料の供給のあり方に不安を抱くようになったことが挙げられる．このように，自給という言葉は高度経済成長時代は軽視されがちであったが，団塊世代の大量退職時代を迎え，その意味の大切さが理解され始めている．一方，農業技術研究者にとっては自給率向上というきわめて重い命題が突きつけられていることになる．

　そこで，ここでは食料自給率の向上に畜産分野として，どのように対処したらよいのかを探るため，食料の消費構造と農地利用の関係から考えてみたい．

　近年では家計における食料消費構成は，畜産物のウエイトが高くなっているが，国内の農業生産および農地利用は，米作偏重の構成となっている．このため，畜産物消費を支える家畜飼養のため，約450万ha以上に及ぶ外国の農地で生産された大量の飼料が輸入されている．こうした食料消費と農用地利用構造の不調和が，海外農地の収奪，国内の畜産環境問題，米の過剰生産，農用地利用の低下・荒廃などを引き起こしていることになる．つまり，食卓に並ぶ料理の素材の種類と，土地利用が一致していないのである．

　この不調和を解消し，新たな循環型農業を形成するためには，畜産が土地利用型農業の中核を担うことが大切である．具体的には海や河川も視野に入れた林地，耕地（水田），畜産の有機的結合による調和のとれた複合農林業生産システムの構築が課題である．

6. 飼料自給率向上の具体策 — 中小家畜について —

　飼料自給率向上と一言でいっても，鶏や豚などの単胃家畜とめん・山羊や牛などの草食家畜の飼料の種類は異なっている．とくに，後者の草食家畜は単胃家畜と異なり，牧草などの粗飼料で飼育可能である．したがって，飼料自給率向上の基本については次のとおり，中小家畜と大家畜について検討する．

　1) わが国の国土条件や気候風土からみて，飼料穀物の自給率を高める方策は，米と麦の飼料利用を図ることにある．そのための農法として田畑転換方式が確立されており，その基本は，表作の稲と裏作の麦の二毛作体系となる．田畑輪換は，耕地を畑と水田状態とに交互に輪換して利用する方式である．水田の基盤整備が進展すれば，飼料作物の省力的生産の可能性が増大するし，ふん尿還元面積の拡大も期待できる．このように，日本の水田を高度に活用した田畑輪換農法や裏作での飼料生産など，水田と結合した農業システムを構築できる．稲わらの省力収集も容易となる．水田の周年放牧も勿論容易となる．現在，転作田での麦や大豆の作付け拡大，健康志向に伴う雑穀類の栽培拡大など，各種施策が推進されており，水田の飼料生産はこれらの事業展開と密接に関連している．

　2) 豚，鶏などの中小家畜は多頭羽飼養による大規模化が進展し，輸入穀物を効率的に畜産物に転換できる高能力の家畜が改良されている．また，飼料については近代栄養学の成果を利用した完全配合飼料が給与されており，基本的には輸入飼料に依存せざるを得ない生産構造となっている．今後とも日本の消費者が，世界でも高品質で新鮮な豚肉，鶏肉，鶏卵などの畜産物を選択したいのであれば，このような経営を日本で持続させなければならない．そのためには，流通量が逼迫する国際市場において，今後，予想される人口大国との穀物争奪戦を勝ち抜き，飼料原料の海外からの安定的輸入を一層，確保することに努力を傾注する必要がある．あるいは自らが海外の農地を利用して飼料原料を生産し，これを輸入する道もある．一方，これまで比較的安定的に輸入ができた農場副産物を始め，野乾草，低・未利用の作物副産物類

の輸入については，バイオエタノール原料への用途変更も見込まれており，これらの安定的確保にとって予断は許されない状況が生まれている．これに加えて，FTA交渉の成り行きによっては，相手国が飼料原料輸出国の場合は，価格優位性から畜産物の輸出量を増大する方向にシフトする恐れもある．この貿易形態（畜産物輸入）のほうが輸出国の資源循環にとって適切であり，地球環境との調和から見ても問題が少なく，その国での畜産物の持続的生産が可能となるため，わが国の畜産環境問題は基本的に解消されるといった考え方が浮上するとも限らない．日本の消費者が好む畜産物の安定供給が国の政策において，最重要課題となり，その選択肢の1つとして，これまで以上に，海外に生産拠点を移し，現地で生産した畜産物を輸入する試みが一層進展するものと思われる．開発輸入のノウハウについては，野菜や養殖魚などの経験からこれまでも蓄積されている．輸入の逆方向の形態として，日本から高品質の農畜産物の輸出政策が進められている．農畜産物輸出・入増大の前提として，いずれの国の消費者に対しても安全な農畜産物を提供するため，輸出・入農産物の生産・流通段階における品質確保や安全性について徹底した監視体制の強化が大切である．

3）しかし，今後とも，中小家畜の専業経営が国内で全く成立できなくなるとは思えない．現在の中小家畜の専業経営は，消費者の食味にあった高品質で安全な畜産物の低コスト生産に経営の生き残りをかけており，徹底した畜産環境対策に取り組んでいる．その流通体系も消費者に直結した多様なルートが開発されている．

また，最近における国際重要感染症の発生は，輸入畜産物との価格競争だけではなく，食料安保の問題を提起した．このような突発事故は，どこでいつ発生するか予断が許されないため，食料の安定的確保のためにも，国内の中小家畜の専業経営を存続する必要がある．このため，今後なお一層，消費者の支持や理解を得つつ，畜産界，流通業界あげて経営持続のための努力が必要とされる．

4）以上のとおり，中小家畜のきわめて低い飼料自給率の原因は，戦後の輸入飼料に依存した規模拡大路線であり，この過程で多くの家族経営が消滅し

ていった．これらの経過を振り返り，国民ニーズに応える新たな中小家畜の飼養方式の振興も一考する余地があると思われる．小規模経営から生産される畜産物の生産量は少ないが，小規模経営の振興を通して多様な国民的要求を満たすことも可能となる．小規模経営の衰退の歴史を振り返ってみれば，その原因は稲作を中心とした日本の零細な家族農業にあり，当時の家族農業は自給的生産を基本にしていたため，雑穀，ふすま，くず穀物など多くの飼料原料が経営内あるいは地域内で確保できた．また，残飯養豚といわれる経営も至る所で見ることができた．その後，高度経済成長時代に入り，畜産物需要の急激な上昇は，家畜の飼養頭羽数を拡大し，品種も高能力の外国産に代わり，国産鶏の飼養は衰退した．現在，産卵鶏の一部，肉用鶏は地鶏としてブランド化され，がんばっているが，そのシェアは低い．一方，鳥インフルエンザなどへの危機管理対策として国産鶏の改良，増殖体制の確立などの重要性も認識されたことも記憶に新しい．このような国民的関心事に対しても適切に対応できるような中小家畜経営の存続対策を講じておく必要がある．

5）化石資源の枯渇が，いずれ現実のものとなることが予想され，人類社会は持続できるのか，地球規模で重い課題が突きつけられている．これに対する見解は専門家により一致していないが，農業に関しても持続可能性についての関心が高まっている．とくに，最近の異常気象による干ばつの農作物被害など，水資源の枯渇がこのような論議に拍車をかけている．また，食料生産のための農業の役割だけではなく，成熟社会を迎えた今日，自然との共生，環境との調和，食育（畜産の教育力），動物福祉，大量生産・消費社会からの離脱，生き甲斐，農村文化など農業・農村社会の広範囲にわたる役割がクローズアップされている．また，スローフード運動の高まりや，地産地消，医食同源など人の健康とのつながりなどにも関心が向けられており，環境保全型農業の役割と期待は人々の健康にまで及んでいる．日本で中小家畜を飼う意義についても，このような多様な視点を大切にし，耕種農業と連携した飼養形態を展望しておく必要がある．このための技術課題として，わが国の風土にあった抗病性の高い国産鶏の改良や地域資源の飼料化技術の開発が必要となる．大規模養豚経営では，食品副産物の飼料利用，副産物利用で飼料費を

低減するためのリキッドフィーディング方式の導入など，先進事例も見られるようになった．現在の農業環境はほとんど全ての分野において大変厳しい状況であるが，識者の中には，あと10年もたてば必ず持続可能な農業時代が到来することを予測している人もいる．すでに，その兆しを読み取れないことでもないので，中小家畜については引き続き，国産品種の育種改良や飼料資源利用の技術開発に取り組む必要がある．

7．飼料自給率向上の基本―大家畜について―

　わが国の気候風土は畜産先進国とは大きく異なり，アジアモンスーンの影響を受けて高温多雨多湿な気象条件下で，稲作を中心とした農業が展開されており，農地の多くは中山間地域に存在する．このため，毎年の台風来襲など，自然災害も甚大である．一方，植物の生産力はすこぶる高く，旺盛に繁茂する雑草は稲作にとって最大の敵であり，闘いの歴史であった．近代農業技術の進歩は，画期的な除草剤を開発し，堆肥に代わって化学肥料が登場し，機械化が進展した．このような農業技術の普及により米の自給を達成したが，近年では米過剰へと一転した．これに加えて，化学資材連用による自然生態系への影響など環境問題が表面化し，安全・安心な農産物を求める消費者運動の高まりとともに，稲作や野菜作は減農薬・減化学肥料へと変化を遂げつつあり，一部の消費者にしか関心がもたれていなかった有機農産物についても，JAS有機基準が施行された．最近では，海外への日本食の普及もあって，高品質な農畜産物や水産物は海外でも評価が高まり，食材として輸出するまでになった．

　このような稲作を中心とした農業構造や消費構造の変化により，中山間地域を中心に耕作放棄地が増加し，この対策が地域行政の解決すべき大きな課題となっている．日本の長い歴史を辿っても荒廃農地が社会問題となった時代は過去において皆無であった．前述したように植物生産力の高い風土は，先進国では例がなく，草食動物の飼育にとって，好適な環境条件である．しかも，水不足が予測される21世紀において，降水量の多い日本の気象条件は，恵まれた環境であり，この気象条件を生かした草地畜産の展開こそが，日本

の畜産の飼料問題を解決する鍵となる．雑草問題は耕種農業にとっては大問題となるが，雑草が繁茂する旺盛な風土は畜産の飼料自給にとっては強力な資源となる．したがって，飼料自給率の向上対策は第一に草食動物である大家畜生産が当面の目標となり，すでに国の施策では，粗飼料自給率100％達成が目標に掲げられ，強力に推進されている．

8．持続的畜産の新しい動き

　以上述べたとおり，国際化の中で，飼料問題の解決を図り，日本畜産が持続的に存続するためには，国土資源利用型の草地畜産の振興を軸にして，可能な限りの乳肉の国内生産を達成することである．そして，このような草地畜産のあり方について，実践農家と消費者の相互交流を軸に，あらゆる手法を駆使して国民的支持を得ることが最も大切であると考えている．一方，当面，海外飼料に依存せざるを得ない中小家畜の専業経営についてはこれまでどおり，消費者が求める安全・安心な食味のよい畜産物の生産に取り組むとともに，海外からの輸入畜産物に対抗し，消費者に対しても手頃な価格で生産物を提供するため，飼料費の節減，中でも食品副産物の飼料利用に関係組織の力を結集して取り組むことが求められる．すでに，養豚経営においては食品副産物利用のため，液状飼料の給与システム（リッキドフィーディング方式）を導入し，飼料自給率向上と飼料費の低減に取り組む事例も見られるようになった．また，専業経営以外でも，中小家畜の生産の場としては小規模経営での生産の他，自給的農家をはじめ，生き甲斐農業，地産地消・スローフード運動などの高まりの中で，地域ブランドとしての地鶏や国産鶏が再評価されており，大量供給の生産振興策には馴染まないが，食育などでの効果発揮など，畜産の国民的理解を深めるための役割も期待できる．昨今の畜産は，ややもすれば，報道などを賑わす事故や事件が多く，マイナスイメージが大きいが，中小家畜の飼養は，畜産が消費者・国民の身近な存在として認知される手段として有効であり，ひいては，担い手の確保や畜産行政の効果的な推進にも結びつくと考えられる．

9. 面積や収量が増えない理由

　前述したように，日本の飼料自給率を向上させる切り札は，草地畜産の振興にある．しかし，農林水産省の飼料作物関係資料（累年統計）をみても，ここ数年，飼料作付け面積と，単位面積あたりの飼料作物収量はほとんど変っていない．酪農経営について見ると，一戸あたりの飼養規模の増加とともに，飼料畑面積は増えているが，大家畜1頭あたりの飼料作物作付面積は，平成7年以降，ほぼ横ばいで推移し，平成17年度は北海道では46.2a，都府県では9.8aとなっている．畜産の現場では飼料自給率向上の必要性は理解されているが，厳しい経営環境のもとでは家畜飼養部門への経営資源の集中など，収益性の向上が最優先される．この選択は飼料畑に恵まれた経営においても優先されがちであり，飼料増産は後回しとなる．このように自給飼料生産に力が入らない理由は，経営により一概に言えないが，一般的には，①自給飼料を生産しても儲からない，②品質が安定しない，③労力不足，④機械や貯蔵施設に投資が必要，⑤家畜の能力が向上し，能力に見合った高品質の自給飼料が生産できない，⑥TMR方式（全てのエサを混ぜて給与する方法）が普及し，給与に際しては細切が必要，⑦不適切な施肥管理により硝酸塩中毒などが心配，⑧畜舎構造が購入飼料利用型に整備されており，自給飼料の利用には，機械導入や施設改修が必要など，多くの理由が挙げられている．このような理由を，それぞれの経営の実情に応じて1つ1つ解決を図る必要があり，万能薬はない．

　また，飼料畑面積が不足する経営での飼料自給率向上対策は，地域資源利用が基本となり，自給飼料生産には，土地集積を図り，コントラクター利用や畜産農家集団による生産組織の構築などが求められる．土地の集積については個別農家の対応だけではなく，関係機関による地域的な土地集積のための支援組織の構築が必要である．後述する事例のように，100％借地で，低コストの大家畜経営の事例も各地で見られる．肉用牛繁殖経営では，集落単位で，耕作放棄地を放牧で保全的に利用することにより，子牛の省力的低コスト生産を実現し，地域全体として和牛の飼養頭数を増大するような事例もみ

られる．このように，飼料畑が不足する大家畜経営でも，飼料自給率の向上を図ることができる．EUの農業政策は直接支払いから環境政策に大きく変化しているが，日本の大家畜経営でも環境保全型農業を目指すことが必至となっている．平成16（2004）年に施行された「環境3法」の背景をみるまでもなく，畜産の環境規制はますます強化され，動物福祉への考慮も浮上する可能性が予測される．

10. 有機畜産に期待できるか

土地を利用した畜産で最も注目されるトップランナーは有機畜産であろう．国際基準としてコーデックス委員会（WHO/FAO合同規格委員会）で合意された有機畜産ガイドラインが2001年に示され，日本でも2005年に有機畜産物の表示基準（JAS規格）が制定された（表6.3）．

表6.3 日本における有機畜産の取り組み

- 2001年　農水省「有機畜産に関する検討会」設置
- 2002年　6月とりまとめ公表
- 2003年　3月から農林物資規格（JAS）調査会が有機畜産物の規格制定の検討開始
- 2005年　10月27日に「有機畜産物」および「有機飼料」の日本農林規格（JAS規格）制定．併せて「有機農産物」および「有機加工食品」のJAS規格も改正され，有機畜産物の生産に係わる全てのJAS規格が告示，認定のための技術的基準や検査方法も制定

有機畜産を要約すれば，① 飼料は主に有機の飼料を与える．② 野外への放牧など，ストレスを与えずに飼育する．③ 抗生物質などを病気の予防目的で使用しない．④ 遺伝子組換え技術を使用しない，のようになる．このように有機畜産は「畜産は土地と結びついた生産活動」であることを大原則としている（表6.4）．

表6.4 有機畜産JASの内容（要約）

- 飼料は主に有機の飼料を与える
- 野外への放牧など，ストレスを与えずに飼育する
- 抗生物質等を病気の予防目的で使用しない
- 遺伝子組換え技術を使用しない

日本で「土地に結びついた畜産」をどのように展開するのか，その実現のためには，土地基盤を十分に確保し，有機として土地管理を行うための土地集積が必要になる．この点からみれば，畜産の中では酪農が最も有機畜産の展

開が可能と考えられる．すでに，日本には山地酪農[7,8]という，放牧畜産が実践されている．その生産方式は，有機畜産に最も近い位置にある．この実践者は崇高な理念のもとに，人生をあるいは家族の生活をかけた経営を実践しておられ，既存ルートとは異なる畜産物の提供を通して，消費者から支持を得ている[9]．しかし，この経営が定着するためには，まとまった面積の土地の取得と，経営が軌道にのるまでは10数年以上も要し，誰もが取り組める農法ではない．また，日本の生乳の総需要量をこれでもってまかなうことはできないが，本来的な畜産のあり方を消費者に理解して頂くには，非常に有効であり，食育などでも貴重な場を提供できる．山地酪農については日本畜産のシンボル的財産として，今後とも継承して欲しいが，日本での有機畜産経営の確立のハードルは高い．もっとも，日本の生産現場の実情に即した実現可能な持続的畜産の基準として，社団法人日本草地畜産種子協会では「放牧畜産の生産基準」の策定作業を進めている．この内容と目的は，放牧畜産農家が生産過程で遵守すべき基準を設定し，自主運用することにより，消費者の信頼を得ることである（図6.1）．近いうちに，生産基準案が示される予定である[10]．

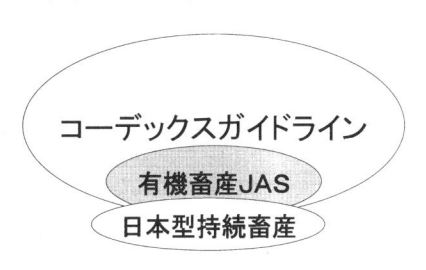

図6.1 持続的畜産と有機畜産の関係図

11．放牧による畜産の再生

和牛が役牛として飼養されていた時代，和牛放牧はどこでも見られる農村の風物詩であった[11]．しかし，豊富で安い輸入飼料を最大限利用する畜産技術が普及し，放牧畜産や採草利用など国土資源利用型の畜産は後退し，飼料自給率を大幅に下げた．北海道では至る所で見られた搾乳牛の放牧も衰退して久しい．日本の山野から放牧風景は消失し，畜産物の輸入量が増え，畜産物は国民の食卓にあふれている．農村風景からは牛が消えたのに，都会ではお金さえ払えば，畜産物はいくらでも手に入る．国公立の研究機関では山地畜産の普及を目指してプロジェクト研究に取り組み，多くの新技術を開発し

たが，これらの研究成果は生かされず，放牧畜産は限られた地域で少数の農家が取り組んでいたに過ぎなかった．

最近，ノシバなど短草型草地利用と電気牧柵利用など装いを新たにして登場した和牛放牧は，中・四国の中山間地域から各地域へ次第に広がり[12]，マスコミなどでも大きく取り上げられるようになった．「棚田放牧」，「出前放牧」，「レンタカウ（牛）」などと呼ばれ，島根型放牧，熊本型放牧，大分型放牧などの放牧システムとして普及に移されている[12～14]．このように肉用牛については繁殖用成雌牛を中心にした放牧が緒についた．

一方，放牧酪農では先駆的な山地酪農の実践者が，高い理念を掲げて取り組んでいるが，生産性・所得向上要請の時代背景もあったことから，大きな普及を見るには至っていない．近年になって，道東のマイペース酪農など[15]，ゆとり追求型の低コスト・低投入・持続型酪農経営が紹介され，これを契機に，放牧酪農が見直されるようになった．省力・省資源・高収益をねらった集約放牧酪農の優良経営も現れ，消費者からの放牧酪農に対する期待も寄せられている．放牧酪農技術は畜産関係者から一見すると目新しいものがなく，わが国の狭小・分散型の土地所有条件下にある酪農環境のもとでは普及性が低いと見なされていた．しかし，最近における国民・消費者の食の安全・安

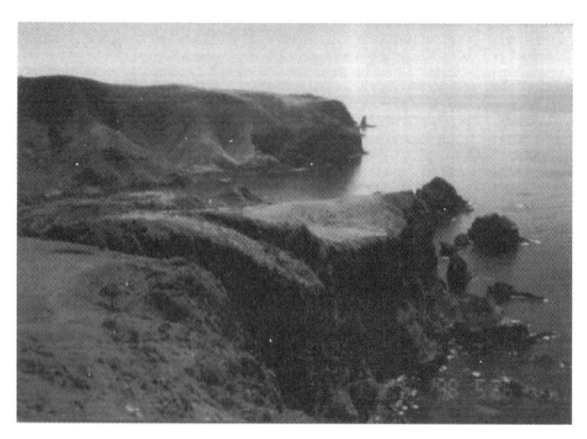

図6.2 放牧牛がつくった景観（生物多様性の例）
大山隠岐国立公園西の島，国賀海岸

心に対する関心の高まりを背景に，放牧酪農を支持する消費者が増えているという，日本畜産がこれまで経験しなかった状況が生まれている．

最近では放牧は生産者自らの取り組みに加えて，草原の維持活動など消費者・市民参加型の取り組みなども見られるようになり，地域の自然・国土を保全するという，放牧の多面的機能について関心がもたれている（図6.2）．しかし，放牧による家畜生産量は土地面積や植物生産力で決まるので，放牧畜産物の生産量には自ずから限界があるが，放牧は地産地消や食育での果たす役割が大きく，消費者・国民に対する波及効果は大きい．今後，日本畜産が国民・消費者の支持のもとに展開し，食の安全や安心面に対する要請にも応えることができる生産方式として放牧技術の普及に対する期待は大きいと考えている．

12．肉用牛の放牧

肉用牛の放牧は中・四国地域の繁殖経営を中心にして取り組みが始まり，放牧地としては遊休草地や耕作放棄地，棚田やみかん園，東北では廃棄桑園にまで及び，九州では裏作利用を取り入れた周年放牧技術が開発され，普及しつつある[5,11,12,13]．

放牧は農家経済のみならず，国土保全や多面的機能の発揮など，公益性や社会性の面での役割が大きい．放牧に関連する技術は，草種・品種の開発，電気牧柵など放牧施設の開発，放牧衛生技術の進歩，放牧畜産物の機能性成分の検出や評価など，一連の新技術の開発や研究成果が公表されており，放牧は中山間地域農業振興の切り札として大きく期待されている．しかし，日本の肉用牛経営は繁殖経営と肥育経営に分業化されており，経営的に安定しており，収益性も高く，技術水準も高いとされる肉用牛一貫経営はまだ少ない．繁殖経営から出荷される和子牛は市場で取引されるため，血統と増体重が重視される[16]．そのため，市場評価の高い種雄牛の精液を利用した人工授精と早期離乳で発情回帰を促進する哺育法が普及し，舎飼となる．最近では乾草など子牛に粗飼料を十分に給与した肥育素牛の市場評価が高まっているが，親子放牧で育成した肥育素牛は斉一性の面で見劣りがし，舎飼育成牛と同等

な価格で市場で取引されるまでには至っていない．つまり，肉用牛の放牧は繁殖用成雌牛と育成後継雌牛が中心で，一方，肥育素牛の放牧育成はこれからの課題であり，放牧による牛肉生産はほとんど普及していない．

13．放牧による牛肉生産

わが国の肉用牛経営は脂肪交雑を重視した黒毛和種の飼育法が普及している．この肉用牛生産システムで，放牧の復活が始まったのは子牛生産のための繁殖成雌牛である．したがって放牧による子牛生産は脂肪交雑を重視した高級肉生産が目的であり，和牛放牧は高級肉生産システムの中に組み込まれている[17]．繁殖経営は副業的小規模農家が多数を占めており，子牛販売が農業所得額に占める比重は高い．このため，小頭数飼養農家でも和牛放牧によるコスト低減や省力効果は大きい．当面は繁殖成雌牛の子牛生産から放牧が取り組まれるが，今後の課題としては，放牧育成，放牧による牛肉生産まで放牧を取り入れた肉用牛生産についての検討が必要である．牛肉自由化はさらに拡大することが見込まれるので，肉用牛の純粋種にこだわらず，風土適応牛を選抜した上で，放牧と貯蔵自給飼料主体の牛肉生産技術を開発し，消費者と直結した販売・流通ルートを構築するまでの全体システムを構築する取り組みが必要と考えている．このような理念に基づいて，平成6(1994)年より北里大学八雲牧場は穀物飼料の給与を中止し，夏期は放牧のみ，冬期は自家産貯蔵飼料のみで牛肉生産を始めてからすでに12年を経過した．これまで多種類の肉用牛および交雑種のデータを解析することにより，風土に適応した交雑種を見出している[18,19]．以下に八雲牧場の取り組みを参照しながらわが国における放牧による牛肉生産の可能性について検討する．

14．北里大学八雲牧場の実践

函館から車で1時間程，北上した北海道の噴火湾の付け根に位置する北里大学獣医畜産学部附属八雲牧場（図6.3, 図6.4）は，平成6(1994)年から輸入飼料穀物の使用を中止し，究極のトレーサビリティーである100％自給飼料（放牧，牧場産サイレージ・乾草）給与による牛肉生産方式に転換して，すで

14. 北里大学八雲牧場の実践 （ 123 ）

に12年目となる．当初，100％自給飼料給与で生産した牛肉はサシ（脂肪交雑）が入らず，赤肉であるため，既存の枝肉評価基準では低く格付けされ，独自の販売戦略を構築することが求められた．100％自給飼料牛肉の出荷が始まった平成8（1996）年に，この

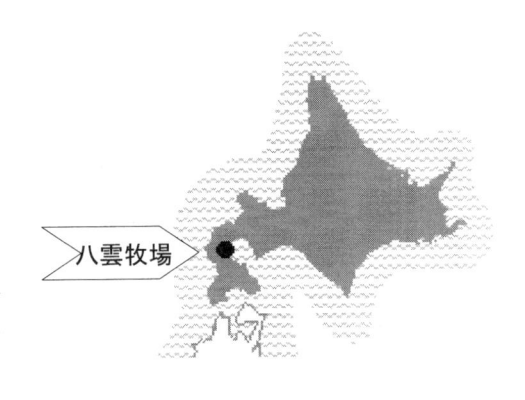

図6.3 北里大学八雲牧場の所在地

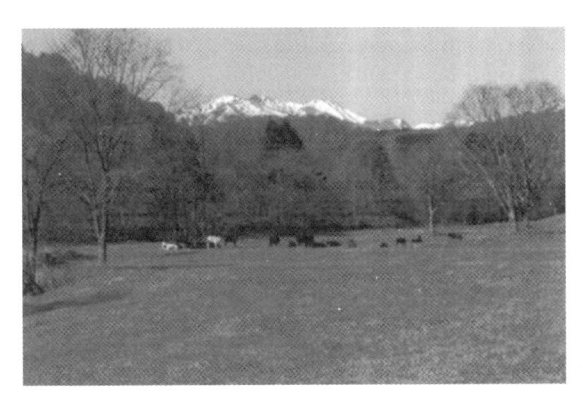

図6.4 八雲牧場（面積350 ha，肉牛300頭）

趣旨に賛同する首都圏の生活協同組合が「ナチュラルビーフ」の商品名で組合員に供給することになった．

以降，生協が主催する組合員を対象にした牛肉の勉強会に参加し，北里八雲牛の生産方式の目的や理念の啓蒙活動を行ってきた．年1回東京で開かれる産直交流会には牧場職員が参加し，直接消費者である組合員の意見を聞くことにより，その意見や要望を日々の牧場での肉牛飼養に反映させている．このような取り組みにより，年々，牛肉品質は向上している．平成15（2003）年からは，老廃牛を「草熟北里八雲牛」と命名し，地元八雲町の学校給食への提供を始め，地産地消や食育の推進にも力を入れている．下級部位肉は安全・

安心な牛肉としてビーフジャーキー,コーンビーフ缶,ビーフカレー・牛丼の具・ハンバーグなどのレトルト食品に加工し,販売している.

平成14 (2002) 年7月から,首都圏の消費者や地元八雲町の生産者,役場職員,JA新函館の関係者の参加を得て,牧場視察・交流会を開催したところ大変好評であった.平成15 (2003) 年9月には,これをさらに発展させ,十和田市,相模原市の市民大学受講生を対象に八雲牧場視察研修会の参加者を募った.また,八雲町民にも参加して頂き,八雲牧場の生産事業および八雲町の農業事情の視察や,牧場の宿泊施設でフレッシュミートの交流試食会など,2泊3日に及ぶ研修会を開始した.1町・2市によるこの取り組みは大学の行事の1つとして平成16 (2004) 年度以降も毎年開催されている.このような受講生や消費者との交流を軸に,生産方式,販売価格の設定,牛肉調理・加工法や販売・流通方法,一般経営農場への普及拡大方法について,多くの貴重なノウハウを集積している.赤肉を消費者に受け入れてもらうためには,上述したような新しい流通・販売ルートの確立が求められ,その基本戦略を生産と消費の連携(生・消連携)に置いている.

15.これからの牛肉の表示について

輸入穀物に依存しない牛肉生産を推進するためには,わが国の牛肉の表示についても言及しておきたい.

わが国の牛肉の表示は,国産の黒毛和種が最も高級品であると位置づけられている.日本人の純粋指向とも言うべきか,牛肉は黒毛和種,乳牛はホルスタイン種という品種一辺倒であり,諸外国に比べて品種の多様性が極端に小さい.様々な気候・風土に見合った能力を持つ品種による牛肉の持続的生産こそが,これからの食料安保にとって大切である.牛肉の安全・安心は品種の問題ではなく,生産過程の人為的な問題である.品種(交雑種を含む)の明確化は今の牛肉のトレーサビリティー制度で十分に達成されている.風土に見合った多様な牛肉生産を振興するために,「食肉の適正な表示法」について改善すべき点を次のとおり整理した.

「基本的考え方」

品種の多様性を維持することで日本の肉牛生産をより合理的に展開するためにも，今の「肉専用種」の抱えている「売りにくさ」を解消して肉専用種の生産者の生産意欲を高めることに繋がる表示法に改める必要がある．

「改善点」

1) 牛肉の区分には，和牛，交雑種，乳用種，肉専用種がある．肉専用種に該当するアンガスとその黒毛とのF1などは，生産量が少ないこともあって市場が成り立たず，肉質に見合った適正な評価と価格が形成されていないという，生産・流通段階での問題がある．そこで，生産者・流通業界側は，交雑種の中に肉専用種の区分を入れて，新たに「交雑種（肉専用種を含む）」という区分を提案する．これにより，市場における適正評価が図られ，生産者の意欲が高まり，肉専用種からの肉生産が活性化するものと思われる．

2) 日本では純粋種からの肉生産が中心であるが，諸外国では交雑種からの肉生産が一般的に行われている．日本の「交雑種」は肉専用種と乳用種の交雑種に限定されているので，交雑種の枠をもっと広げて考えることで，多様な品種の遺伝子の有効活用と効率のよい肉生産ができる．たとえば，北海道で飼育されているイギリス原産のアバディーンアンガス種の繁殖成績の良さや粗飼料利用性の良さなどを活かし，和牛の受卵牛として供用することで，生産量を上げることが期待できる．

16. 風土に合った牛の造成

放牧など野外飼育は，舎飼に比べて気象など地域の風土の影響を大きく受ける．そのため，風土に適した家畜の選定や改良が必要になる．八雲牧場はこれまでの飼養データから日本短角種，外国種の純粋種やそれらの血統を有する交雑種は，自給飼料100％の飼養法でも十分に増体することを見出している．また，日本短角種やアバディーンアンガス種を母牛とし，黒毛和種を父牛として生産した交雑種も自給飼料100％による牛肉生産が十分可能であることもわかっている．八雲牧場の出荷牛は今後とも雑種強勢を活用し，交雑種を出荷することになるが，八雲牧場の風土や飼養方式に最も適した肉牛

品種の選定・交配計画が必要となった．これまでの多品種の肉牛の飼育経験から，八雲牧場に適した牛の性能は以下のとおりである．

　1）粗飼料利用性に優れ放牧適性が高い品種は，日本短角種，外国種ではアバディーンアンガス種やヘレフォード種である．

　2）泌乳能力に優れ子育ての上手な品種は，改良の過程で乳用ショートホーン種の血が入った日本短角種である．

　3）雑種強勢は母親の哺育能力，子牛の発育，育成率などに強く現れるので，一代雑種雌を母畜として実用畜（コマーシャル）生産に供することが有利となる．交雑すれば必ず雑種強勢が発現する品種の組み合わせである日本短角種雌と，皮下脂肪厚が薄く赤肉量の多い外国種サラー種との一代雑種雌を母畜として利用する（図6.5）．

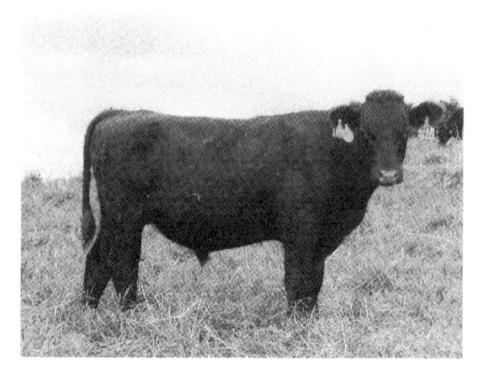

図6.5　放牧でまるまる太った北里八雲牛　健康でほとんど病気がない

　＊サラー種：フランス中部地方原産の乳肉兼用種，起伏の厳しい山岳地に適した品種，雑種強勢についての一般組み合わせ能力に優れている．また骨盤が大きい上，新生子牛は細長い体型のため難産が少ない．肉の風味は酸味（レモンの味）があり，ジューシーといわれている．

　4）雑種強勢は一代雑種に現れるので，2代目雌は肥育して出荷されるが，未経産雌牛を肉牛資源として有効利用するために，肥育しながら1産させる1産取り肥育法を取り入れる．穀物給与中心の1産取り肥育は，妊娠末期に過剰な脂肪がついて難産になり，失敗する例が多いが，自給飼料100％の牛肉生産の場合は過肥の問題はないので，難産は回避できる．また，地元レストランや地元精肉店へのフレッシュミートでの通年供給には，1産取り肥育牛の生産が適している．

17. ヘルシアビーフの機能性成分

EUでは放牧や粗飼料主体で肥育した牛肉をヘルシアビーフと称し，消費者から受け入れられている．ヘルシアビーフには粗飼料から由来する機能性成分を多く含まれていることの新知見もその需要が高まっている理由の一つである．つまり，消費者は草食動物としての牛本来の飼い方で，健康な牛から生産された健全な牛肉を求めるようになっている．わが国においても飼料自給率向上のため，その一つとして放牧普及に対する期待が大きい．放牧が家畜の健康に好ましい影響を及ぼすこと，家畜福祉面からも評価されること，さらに放牧畜産物の摂取は，人の健康面でも適切であることがわかれば，放牧を積極的に推進するための有効な情報を提供できる．

最近，乳・肉などに含まれ，人の健康によい影響をもたらすといわれる各種の機能性成分について，飼料の種類と機能性成分との関係を解明する報告もみられるようになった．また，O-157など，牛の腸管出血性大腸菌も飼料給与と関係のあることがわかってきており，粗飼料多給により，牛の消化管内O-157大腸菌数が激減することも明らかにされている[20]．このような成果は畜産物に対する消費者の安心・信頼感を高めるものであり，さらに詳細な研究が取り組まれている．牛肉に含まれる共役リノール酸[21,22]（図6.6），

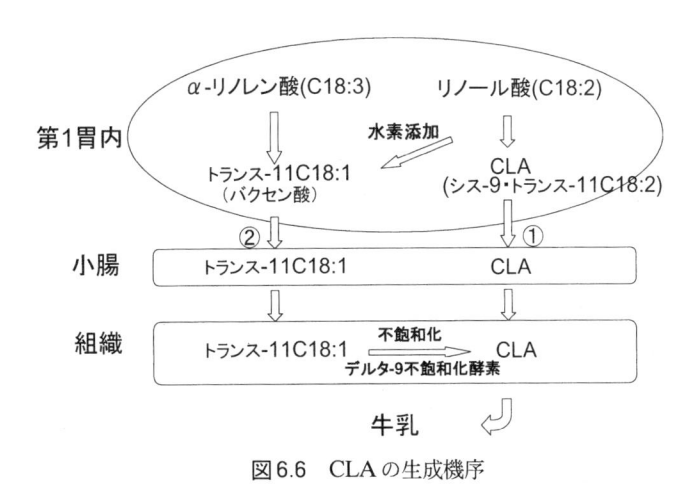

図6.6　CLAの生成機序

カルニチン,カロテン,ビタミンE,ペプチド,アミノ酸などの機能性成分[3,4]についても関心が高まっている.北里八雲牛の牛肉中には共役リノール酸が慣行肥育牛よりも多く含まれており(図6.7),リノール/リノレン酸比も低い(図6.8).この値は,厚生労働省が示すリノール/リノレン酸比の適正値の4程度である.さらに,ペプチドなど新しい機能性活性物質が見出される可能性もある.

今後,機能性物質と飼育条件の関係を明らかにすることにより,機能性物質濃度を高める技術の確立も期待される.また,食品の安全面からは重金属

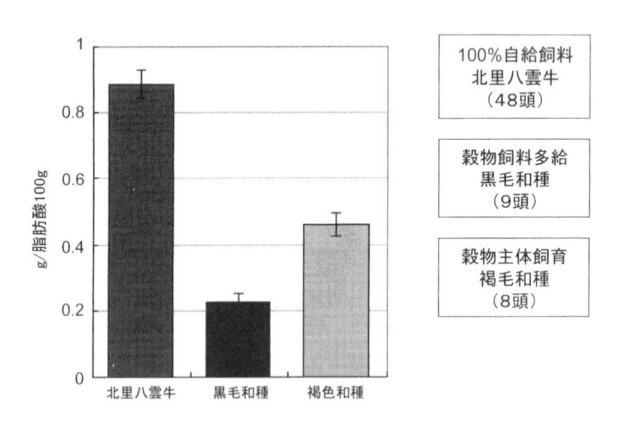

図6.7 ロース肉中の共役リノール酸含量の比較

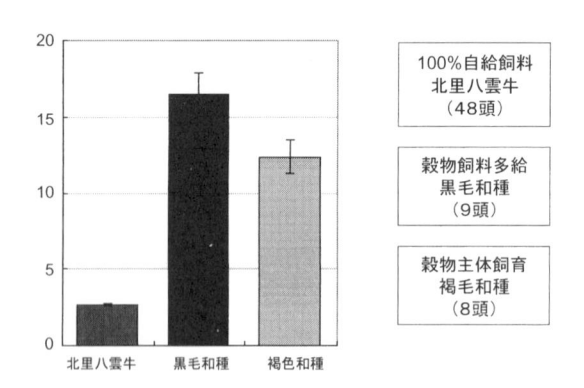

図6.8 ロース肉中のn-6/n-3比

汚染が問題となる．八雲牧場へ持ち込まれる全ての資材および生産した牛肉について，重金属のモニタリングを開始し，Cd, Hg, As, Pbは検出限界以下であることを確認している．農薬や化学肥料は使用していないが，さらに，抗生物質の削減を図り，衛生管理面でも健康な飼養管理により，治療薬を削減し，安心・安全な畜産物の生産に配慮している．

18．生産と消費の連携

　北里八雲牛の生産方式の地域普及を図るためには，生産者には収益面が見込まれ，消費者には手頃な価格で安心して購入できることが求められる．流通供給方式については牛肉の貯蔵・調理法・流通方法を始め，フレッシュミートの周年出荷を可能とする牛肉生産技術の構築などが必要である．また，赤肉の美味しさの追求，安全・安心な牛肉の科学的評価などの課題もある．八雲牧場の他，各地域で先導的に取り組まれている放牧牛肉の生産技術体系や経営・流通システムに関する課題も経営と技術分野の共同で取り組む必要がある．このような，研究成果を国民・消費者へわかりやすく伝えることも大切である．牛肉トレーサビリティー法が定着すると，消費者の安全・安心の担保は個体識別番号から農場の現場に向けられるに違いない．そのための牧場視察交流もさらに活発になる．食育基本法の推進も追い風になる．動物福祉に配慮した家畜の飼育法や，消費者の意見や要望がもっと増加するに違いない．このような要望を率直に聞き，相互に交流することは非常に大切なことである．これらの要望を十分に咀嚼し，生産方式に取り込み，「生・消連携」を推進することが経済や社会体制の国際化が進展しても，自国で自立した食料生産を展開する原動力となるに違いない．

19．環境と調和した畜産物生産から病棟まで

　北里大学は平成17（2005）年より「農医連携」というスローガンを掲げて，具体的な取り組みを開始している．「農医連携」は農業・環境・医療の各分野が連携した総合的な取り組みであり，基本的には医食同源・身土不二・地産地消などの言葉もこの言葉の中に含まれるであろう．「農医連携」は21世紀の

あるべき社会を展望した学術的課題でもある．この「農医連携」の実践活動は広報誌やシンポジウムなどを介して学外へ発信される．八雲牧場はこの「プラットフォーム」としての役割を担うことになるが，この期待にどのように応えるかが課題である．地域との関わりにおいては，八雲牧場の経営技術の普及を図り，地域社会の活性化にいささかでも寄与することが求められる．生産物である北里八雲牛は平成16（2004）年に「北里八雲」，または「北里八雲牧場」として商標登録され，加工，流通，マーケティングまでの大きな流れを構築できた．ちなみに「北里」は100％自給飼料による生産法を，「八雲」は原産地を表わしている．この流通販売ルートを生かし，北里八雲牛の地域における生産拡大を図ることにしている．

　農業・環境・医療の連携強化に対する消費者の関心は，今後益々大きくなることが予想されるので，これらを見越して今から牧場技術の生産現場への移転を図り，地域社会に貢献する必要がある．生産者や消費者などの生活者をはじめ，次世代を担う子供・若者達との交流に積極的に取り組み，牧場の理念や経営技術のノウハウを地域社会との交流を通して発信して行く必要がある．このような外部交流の強化は両輪の関係にある．社会や地域との交流においては引き続き，生涯学習，体験学習，視察受入に取り組み，市民大学や，生涯教育，体験学習など食育にかかわる諸活動を強化する必要がある．これらの取り組みは牧場職員のモチベーションを高め，社会的責任を醸成する意義もある．

20．大学牧場から地域普及へ

　平成18（2006）年度から，独立行政法人畜産草地研究所からの再委託研究が八雲牧場で始まった（表6.5）．研究課題は「寒地風土適応牛の放牧による飼料自給型牛肉生産・加工・流通システムの確立と地域普及」である．寒地風土適応牛とは北里八雲牛のことであり，これまで八雲牧場で蓄積した北里八雲牛の生産技術から加工・流通・販売ルートに至る総合的システムを軸にして，預託頭数の減少する町営牧場と周辺酪農家の遊休草地資源を活用することにより，放牧肉牛の普及拡大を図り，地域振興に役立てることを目指している．

表6.5　平成18〜22年度農林水産省委託プロジェクト
　　　　「粗飼料多給による日本型家畜飼養技術の開発」

1系．自給飼料の増産技術の開発
2系．自給飼料多給を基本とした給与技術開発
3系．放牧技術開発
　　八雲牧場担当課題：
　　　（寒地風土適応牛の放牧による飼料自給型牛肉生産・加工・流通システムの確立と地域普及）
4系．地域先導技術の実証・解析

この研究推進のため，平成18（2006）年9月21日に八雲町で北里八雲牛普及推進協議会を立ち上げた．今後の取り組みの成果が期待される．

引用文献

1) 農林水産省：食料・農業・農村基本計画，農林水産省（2005）

2) 農林水産省：酪農及び肉用牛生産の近代化を図るための基本方針，農林水産省（2005）

3) 日本草地畜産種子協会：放牧等畜産物の機能性成分，日本草地畜産種子協会（2005）

4) 日本草地畜産種子協会：放牧等畜産物特性調査関連文献集，日本草地畜産種子協会（2005）

5) 大窪久美子：日本の半自然草地における生物多様性研究の現状，日草誌 48（3）：268-276（2002）

6) Minami, K., J. Goudriann, E.A. Lantinga and T. Kimura : Significance of grasslands in emission and absorption of greenhouse gases, Pro. 17th Int. Grassland Congress, 1231-1237（1993）

7) 猪原恭爾：日本の山地酪農，財団法人資源科学研究所，養賢堂（1966）

8) 猪原恭爾：日本の草地社会（草資源の研究），財団法人資源科学研究所，養賢堂（1965）

9) 日本草地畜産種子協会：放牧主体畜産の生産管理ガイドライン（案），日本草地畜産種子協会（2005）

10) 萬田富治：飼料自給型酪農の技術的特徴と課題，農民的技術による自然循環的農

業の経済性と環境保全機能に関する事例的研究, 88-93, 科研費研究成果報告書 (研究代表者 三島徳三)(2004)
11) 増井和夫:日本畜産の再生のために, 農村漁村文化協会(2004)
12) 日本草地畜産種子協会:全国草地畜産コンクール事業報告書, 日本草地畜産種子協会(2005)
13) 近畿中国四国農業研究センター:中国中山間地域を活かす里地の放牧利用, 近畿中国四国農業研究センター資料(2003)
14) 近畿中国四国農業研究センター資料:わかる繁殖和牛のシバ放牧, 放牧密度別の生産性と栄養管理(2005)
15) 三友盛行:マイペース酪農, 風土に生かされた適正規模の実現, 農文協(2003)
16) 鵜川洋樹・大石亘:放牧子牛の市場評価に関する統計分析, 農業経済研究, 234-241, 日本農業経済学会(1990)
17) 岐阜県肉用牛試験場・京都府碇高原牧場・島根県畜産試験場・岡山県総合畜産センター・山口県畜産試験場:地域特産和牛の振興を目指して, 傾斜地・林地資源を活用した特産肉用牛生産技術成果普及資料, 地域基幹農業技術体系実用化研究(平成6～10年)(1999)
18) 萬田富治:自然・食・人の健康を追求する地域資源循環型畜産の構築, 日本とEUの有機畜産(松木洋一・永松美希編), 85-96, 農文協(2004)
19) 萬田富治:自然・食・ヒトの健康を保全する地域資源循環型畜産の構築—北里大学八雲牧場における理論と実践—, 日草誌, 50(5), 453-460(2004)
20) 中澤宗生・上村圭一・志村仁・大橋傳・播谷亮:粗飼料給与による牛の腸管出血性大腸菌O157:H7の保菌抑制の可能性, 畜産の研究 56, 470-474(2002)
21) Tsuneishi, E., M. Matsuzaki, N. Shiba, S. Hara : Conjugated Linoleic Acid Concentrations in Adipose Tissues of Japanese Black Fattening Steers, Animal Science Journal, 70, 547-550(1999)
22) 山内清・河原聡・竹之内慎一:食肉の共役リノール酸(CLA)とCLAの生理作用, 食肉の科学, 40(1), 49-56(1999)

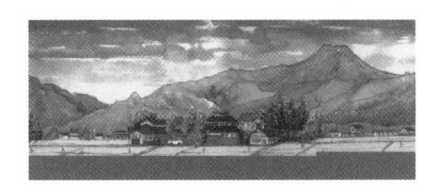

総合討論とアンケート

田中悦子・古矢鉄矢・陽　捷行
北里大学

　シンポジウムの開催に当たり，北里大学の柴　忠義学長の挨拶があった．そこでは，現代医学や現代農学のみでは収まりきれない問題を，伝統医学・代替医療あるいは代替農業の面から再び見直し，改めて医と農についての相互理解を深め，人の生命に関する総合化を目指すための連携の糸口を見出すことの必要性が語られた（はじめに）．これを受けて，まず「代替医療と代替農業の連携を考える」と題した基調講演が行われた（第1章）．

　その後，医学の立場から「代替医療－その目標と標榜の落差について－」と題して，代替医療の必要性が語られた．ここでは，最後に次のことが強調された．欧米で根付いた経験の浅い東洋医学よりも，発祥の地の東洋で西洋医学のセンスで磨かれた代替医療を世界的スタンダードにすることが望まれている．今回のようなシンポジウムを通して，近隣諸国や世界に強くアピールして，日本が東洋医学の宗主国たる立場を確立する必要がある（第3章）．

　続いて農学の側から，「代替農業－その由来とねらい－」と題して，代替農業前史，代替農業の由来とねらい，代替農業の評価と可能性が語られた．この代替農業がその発足から20年を経て，いまアメリカやヨーロッパで着実に進展しつつあることが解説された（第4章）．

代替医療と代替農業の紹介に続いて，具体的な内容に話が進んだ．始めに，医学の立場から「代替医療と東洋医学－科学的解明による evidence を求めて－」と題して，次のことが強調された．

代替医療は医療の選択肢を広げるものであり，すでに伝統医学が古来より用いられてきた日本は，代替医療について常に情報を発信できる先導的な役割を国際的に果たしていくことができる．農医連携は，すでに獣医東洋医学として，経済活動やペットなど動物に対する漢方，鍼灸治療が行われており，農医連携はこのように食や動物，植物資材などとの関連の中ですでに始められている（第2章）．

代替農業の具体的な例として「環境保全型農業を巡って」と題した，環境保全型農業と持続型農業，環境保全型農業における環境，農業による環境負荷，循環型社会形成と環境保全型農業，環境保全型農業の発展および環境保全型農業に対する支援策が解説された（第5章）．

最後に，農医連携の現場の事例として「環境保全型畜産物の生産から病棟まで」と題した講演が行われた．100％牧場産自給飼料から生産された牛肉を，大学病院などの給食に供給する構造とシステムが紹介された（第6章）．

総合討論

これらの講演が終わった後，山田陽城と陽　捷行を座長におき総合討論が行われた．総合討論は42分という比較的短い時間であった．にもかかわらず，会場から積極的な意見が数多く出た．いずれも農医連携の必要性を前提にした貴重な意見であった．延べ10人の発言者と6人の講演者との間の質疑と討論を以下にまとめた．

質疑の内容の一部は，八雲牧場の成り立ちは？，陸稲の栽培研究は？，園芸療法は農医連携に含まれるか？，および環境保全型農業の普及は？の4点であった．これらについては，それぞれ関連する講演者に回答をいただいた．

討論の主要な内容は，代替農業と代替医療の連携を可能にする「ガンの免疫と食生活」であった．その内容は，1）外国からの輸入食料に含まれる有害物質と免疫，2）アロマセラピー（芳香性の物質を外用する治療・健康法．心理

的作用が大きく，ストレスの緩和などに効果があるとされる．アロマセラピー）と免疫，3）水の機能と水に含まれる有害物質と免疫，に整理することができた．

これらの課題は，以下に示す山田陽城（図1）と陽　捷行（図2）の図を中心に討論が行われた．これらについての個々のやりとり，さらに各演者の講演内容については，北里大学のホームページで直接ご覧いただけるので，関心のある方はそれを参照していただきたい（http://mslive2.mediasite.co.jp/

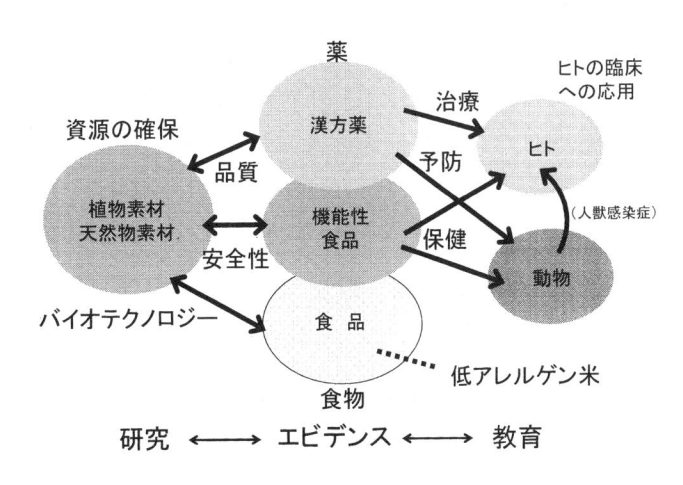

図1　農医の世界（原図：山田陽城）

「土/河川/海－作物/家畜/魚介類－食品－人」

正の影響
　動物セラピー・環境保全型農業・サプリメント・森林浴・薬草類・環境資源保全など
負の影響
　スギ花粉・鳥インフルエンザ・重金属・窒素・マラリア・畜産廃棄物・BSEなど感染症・口蹄疫・ヒ素・水銀・ファーストフード・飼育抗生物質・耐性菌など

図2　連鎖と正・負の影響（原図：陽　捷行）

mediasite/viewer/?cid=9d468de2-5a5b-4fef-a268-7aad444c54f1).

ここで提案された意見などは，北里大学農医連携シンポジウムをはじめ農医連携に関わる研究，教育，普及に今後取り入れていきたいと考えている．

アンケート

総合討論を終えた後，参加者のうち72名の方からアンケートをいただいた．アンケートの内容は，1）代替医療と代替農業，2）連携，3）運営，4）その他，に大別できた．これらの意見をまとめることに吝かではないが，生の意見を感じていただくためにアンケートを直接紹介する．なお，一部原文の漢字などを修正した．また，類似した内容は重複を避けた．

1．代替医療と代替農業

○代替農業，代替医療の定義についてよく理解することができました．「代替」という言葉が米国からの視点・表現だという印象があった（とくに医療について）が，演者らの説明でそうではない意識があるのだということがわかりました．農については今後は現在第一線で活躍されている方も巻き込んで会が更に発展することを願います．〔30代・女〕

○「代替」の意味，山口先生のお話でよくわかりました．いつまでも宗教やオカルトにしておいてはいけない．そのために科学的なアプローチをねばり強く探し続けて下さい．〔50代・男〕

○代替医療・代替農業の意味がよく分かりませんでしたが，講演を聞き，大変意義あるシンポジウムと思いました．とくに医と農が連携する事に意味があると思います．私共では低温スチーム技術（40〜95℃）により食品加工バイオマスの堆肥化，畜産廃棄物処理，土壌改良，低温スチームによる医療応用等（バクテリアコントロール）による応用技術研究などを進めております．私共では医学，農学部が無く，他の大学，研究機関の連携を必要としております．是非御仲間に加えて戴きたく思いました．〔60代・男〕

○ この分野について初めて知りましたが，私が求めていたものを発見した気持ちで大変興味深く聴かせていただきました．人が生きるためには，食と環境が整っていることが純粋に大切だと思います．長く看護の仕事をしていましたが，人は自然に目を向けることで更に自然治癒力を高められるのではないかと考え，現在農学を学んでいます．研究者の方々の動向が楽しみです．〔40代・女〕

○ 内容的には大変興味深く，勉強になりました．言葉の定義や概念についてですが，「代替」という言葉について，本質規定と概念規定ともにもっと厳密に説明できるような視点に向けた議論も重要ではないかと思いました．また，「代替農業」という概念を今後使うのか，使わないのか，というような整理もいるのではないかと思いました．〔40代・男〕

○ 農医連携関係の基礎研究の支援システム（研究費など）作りが発展に繋がる．〔50代・男〕

○ 一般論的な解説であった．現場の報告から農医の発展的な解明を与えるスピーチが必要．健康な環境づくりについて，聞きたかった．〔50代・男〕

○ 一般論としての概念については理解できたが，歴史的な話が多く，将来像や具体的方策についての話題提供がもう少し欲しかった．〔40代・男〕

○ 熊澤教授の10万人エコファーマーの地域支援を望む．土の小動物と根，堆肥と品質向上も興味深いものでした．〔60代・女〕

○ 医療と農業について，それぞれ「代替」という切り口により連携を探ろうとする試みは意義あるものと感じた．大変興味深く拝聴しました．〔40代・女〕

○ 近未来に，必須テーマとなると考えられるので，きわめて興味深い．初めてまとめて聞くことができて，参考になった．今後も追跡したい．〔60代・男〕

○ 何に対する代替かを考えると，近代化（肥料，農薬，機械）に対するとなる．近代化は西洋が開発したもので，代替は東洋の伝統となる．しかし，東洋にとってみれば全く逆になるのではないか？ 医学は漢方で伝統をわ

ずかでも引継いでいることがわかった．日本の医学は過去を否定して成立しているが，医学が漢方の伝統を引継いだ方策を学ぶべきでは？〔50代・男〕

○ 代替農業についての経済的な裏付けが欲しい．今日本の国を支えているのはITや諸工業など，2次，3次産業です．1次産業の人口より2次，3次産業の人口がずっと多い．〔30代・男〕

○ 私はレストラン会社に勤務していますが，本日のシンポジウムでは外食産業の社会的な役割について新しい視点を持つことができました．「医と食」から「農と食」の関係は同義ですね．〔50代・男〕

○ 医療と農業を分けて1つ1つ十分に解説討論して欲しかった．内容が農がもっとよく聞きたいと思った．〔70代・男〕

○ 「代替医療と代替農業の連携を考える」と「環境保全型農業を巡って」については，独自にさらに学習をして深めたいと思うが，「代替医療と東洋医学」については知識が乏しく，もう少し詳細に聞きたかった．〔60代・男〕

○ 農の部分が環境に偏り，医と少し離れていたかと思う．今後も期待する．〔30代・男〕

2．連　携

○ 農と医の連携が不明確である．即ち，各研究発表は優れておりますが，健康な農地から得た食や漢方薬が，ヒトの健康にどのように反映されているか？その評価法は？など．（漢方薬のメカニズムと農の関連性がわからなかった）〔60代・男〕

○ 農医連携というタイトルになっているが，1人1人の講演内容が連携について十分に述べられていないと感じた．医療サイドから農業サイドに求めるものと，農業サイドから医療サイドに提案したいものが，もっと明確になると良いと思う．〔30代・女〕

○ 代替医療と代替農業の内容は理解できたが，農と医の連携となると，どう具体的に繋がるのかよくわからなかった．まだ探っているというとこ

ろなのかな．しかし，総合討論で了解できた．〔50代・男〕
○ 代替医療，代替農業を取り上げたことは，現在の問題点を整理する上で有効であった．なお，これらのテーマが農医連携にどのように結びつくのかが難しかった．〔未記入〕
○ まだ農と医が連携していない気がします．〔30代・男〕
○ 昔から医食同源と云われ，これは農と医となる．更に環境も医に農にも関係するこれからとくに重大な課題である．萬田先生の八雲農場の畜産の話は良かった．今の畜産は牛のブロイラーであるといつも私は悪口を云っていた．〔70代・男〕
○ 都市の環境悪化がどんどん進んでいる状況の下で農業と医学の連携を生かした新しい都市の在り方を考えて頂きたい．〔80代・男〕
○ 農の環境を整備することによって医にどのように貢献しているか．新しい企画であるだけに，運営等に難しさはあると思いますが，今後の活動を期待しております．軸足をしっかり定めて下さい．農（土壌）の環境（虫，微生物，有機物…）と漢方薬，いわゆる健食の成分の変化．相模原のモナの丘の研究が面白そう．単なる研究発表の場で終わらないようにお願いいたします．〔60代・男〕
○ 縄張り争いをする研究者に期待するよりも，アウトプットを左右するユーザーとしての消費者，市民が仲を取り持ってくれるかも知れません．ディスカッションには是非，市民（とくに女性）の参加を考えて下さい．それと，教育，そしてそれを担う教師はターゲットでしょう．〔50代・男〕
○ 農業→水質→環境　との関わりで興味がある．とくに水質と農業．遺伝子組換え農産物と健康問題．〔70代・男〕
　　　↘　　↗
　　　　農薬

○ 農と医が連携して始めて人の健康が見えてくる．〔50代・男〕
○ 人の営みに直結した非常に前向きで今後が楽しみな取り組みだと思いました．〔20代・男〕
○ 健康番組に関心が高まり，紹介された食品がすぐに店頭から消えるようなことは異常だと思う．科学的根拠なりをこのような「農医連携」の中

からぜひ危険性を明らかにして欲しい（安易なブームを）．化学的肥料や農薬使用に対して不信感，不安感が消費者側ではぬぐえない．しかし，有機農産物は万能ではないと思う．医食同源であれば，もっと有機農産物の有効性が証明されるような取り組みをすべきだと思う．〔40代・男〕

○ 薬学，医学，水産，畜産学部などがある北里大学の特長を生かして，学生レベルでも"連携教育"を考えられたら良いと思います（チーム医療教育のように）．〔40代・女〕

○ 看護師ですが，園芸療法に興味があり，社会人入試で所属大学に入学し，勉強中です．「環境保全型畜産物の生産から病棟まで」というプログラムは面白く，これを野菜や米でもできないものかと感じました．畜産医学の農業分野でも連携して行う価値はあると考えます．病院という，人の健康に関わる場所からの提案は社会的にも大きな関心をもって受け止められると思います．それが農業の在り方を変える可能性は高いのではないでしょうか．〔30代・女〕

○ 食物摂取と健康との関わりについて研究を進めることが重要と思います．また，農業と医療を支える思想，原理，方法の整理が必要と思います．教育についても連携を図るべきと思います．〔40代・男〕

○ 農と食と医療をつなぐものとして「水」の視点は非常に興味があると同時に「土」というファクターも必要ではないか（とくに山田先生の図）．まだ農医が2つの柱として別々のものに思えた．〔30代・男〕

○ 医農はあるが，園芸福祉（農業福祉）などの連携も考えたらどうか？〔60代・男〕

○ 専門だけの科では患者は減らないし，病気に対応できない．また，「心」の問題もWHOで取り上げられ，患者自身と環境もみんなで考えなければ食も環境も安全にはならないところに来ていると思います．〔50代・男〕

○ このテーマは農，医療，環境それぞれの問題点を連携し，考え方をかえることによって克服していく可能性を持つ大変重要なテーマだと思う．〔60代・男〕

○ 実例を示した「代替医療と東洋医学」の演題が非常に良かった．農の側からの提案が弱い．真の連携には何か具体的な例が欲しい．〔未記入〕
○ 予防医学との関連も深いかと思います．研究内容に期待しています．〔50代・女〕
○ 連携の必要性，思想的なものも含めて理解できる．次の課題として，具体的な研究課題の立ち上げが必要と考えます．〔未記入〕
○ 北里大の意気込みがよく伝わってきました．農医連携にリーダーシップを発揮されることを期待します．〔50代・男〕／農と医療を結ぶ研究をさらに進めて下さい．〔40代・男〕
○ 非常に重要で興味深いテーマだと思います．〔40代・男〕
○ 健全な社会を構築する上で大変重要な取り組みと思います．ぜひ着実な発展をされますよう期待しております．〔70代・男〕
○ 三者の連携の上に人間（地球も）の健康が成り立つと思うが，具体的に健康を望む個人に対してどのようにアプローチしていくべきなのか，どうすればこの連携が活かされるのか．その方策を今後ぜひ研究していただきたい．〔40代・女〕
○ 共通言語を持つためには，時間がかかると思います．是非，地道な努力を継続して下さい．全体の枠組みやイメージを与える講演も必要ですが，萬田先生のような実例に基づくお話も必要だと思います．未確認ですが，本の他にホームページでシンポジウムの成果公表を考えて下さい．〔50代・男〕
○ 農業従事者の担い手の育成，やる気のある者への応援策も考えなければならない．〔40代・男〕

3．運　営

○ 第1回も大変内容的に良かったのですが，それ以上に充実した内容に感心しました．今後も期待いたします．〔60代・男〕
○「実践編」と言われた，萬田先生の肉牛生産の話は面白かった．主催者にとって難しい講師の時間配分がコントロールされていて"歯切れいい"

シンポジウムだった．〔60代・男〕
- 盛りだくさんの充実した内容でした．運営も行き届いていました．ありがとうございました．〔50代・女〕/大変興味深く参加させていただきました．〔60代・男〕/今後もこのようなシンポジウムを続けて欲しい．〔70代〕/大変スムーズに運営されていたと思います．〔40代・女〕/貴重なお話し，ありがとうございました．興味深く良い内容だったと思います．〔50代・女〕/今後も期待します．〔30代・男〕
- お茶タイム，エネルギーの基ありがとうございました．米≒放牧牛，エネルギーの基ありがとうございました．北里大学八雲牧場，叡智と実践，生命科学のフロンティアを目指して．〔60代・女〕
- 大変良い環境で気持ちよく話が聴けました．会場のトイレの数が少ないので他の場所の表示をしていただければよいと思います．〔40代・女〕
- ディスカッションの時間が短すぎる．〔未記入〕/討論の時間がもっとあると良いと思いました．〔20代・女〕
- 具体的なテーマを設定して議論を深めた方がよいと思います．報告書のパワーポイントが配付されているとありがたいです．〔40代・男〕
- 日本の「自給率向上」を一段と高めるにあたって，何が基本課題か…を是非取り上げていって下さい．〔70代・男〕
- 次回からはテーマを明確にして，具体的な事例から，様々な先生が意見を言えればと思う．女性の発表を望む．土と食の健康についての分野での発表が欲しい．〔50代・男〕

4．その他

- 内閣府，厚生労働省，農林水産省の協力のもと進められている研究であれば，最近のわが日本国において，老人大国となる一方，出生率の低下による農業環境の中で活動する"高齢化"による農業離れ，また，医療事故などの最近の社会環境が非常に対応が難しい状態となり，医療に携わる人の質の低下，専門医療に携わる医者不足，看護師などの不足などの社会環境整備を国の施策的問題として改善していくことが最も重要と考

える．〔60代・男〕
○ 人が生きていくためには農業が大切である．しかし日本はその農業を見ないでひたすら工業化をすすめてきた．本日のシンポジウムは日本の農業について改めて考えさせてくれるものであった．それとともに萬田先生のお話を聞き，一歩一歩八雲牛が地元密着となり地域を盛りあげる1つとなっている確認もできた．大学は先導をとらなければいけない．経営は後でついてくるという言葉がとくに心に残った．〔40代・男〕
○ 環境に関する新しい研究分野のありか（所在），可能性を探るために参加しました．最近，大学でも「持続可能性」を冠する研究科ができています．その背景について大変参考になりました．〔50代・男〕
○ 大学の取り組みをアピールするのは必要だが，種々の取り組みが他大学でもされていると思われるが，どの範囲までシンポジウム開催に当たり演者に声をかけているのでしょうか．〔40代・男〕
○ 南魚沼の将来にどのように今回の考え方を反映させられるかを考えさせられました〔60代・男〕
○ 民間団体の事例についても注目する必要があると思う．〔40代・男〕
○ 漢方薬の原料素材の安全性・品質管理はどのようになっているのか心配しております．〔60代・男〕

最後に，総合討論に熱心に参加され，アンケートを快くお引き受けいただいた参加者に，この書を借りてお礼申し上げる．なお第3回北里大学農医連携シンポジウムは，農と環境と医療の専門家に参加していただき「鳥インフルエンザ：農と環境と医療の視点から」を開催する．

参考資料

北里大学ホームページ：第2回北里大学農医連携シンポジウム（http://mslive2.mediasite.co.jp/mediasite/viewer/?cid=9d468de2‒5a5b‒4fef‒a268‒7aad444c54f1)

著者略歴

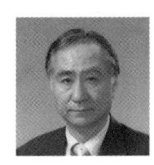

山田 陽城（やまだ　はるき）：1947年生まれ.
75年東京薬科大学大学院薬学研究科博士課程修了（薬学博士）．82年北里研究所附属東洋医学総合研究所生化学研究室室長，米国ノースカロライナ大学チャペルヒル校薬学部客員教授，89年北里研究所・東洋医学総合研究所基礎研究部部長．99年北里研究所・基礎研究所所長．01年北里大学附属北里生命科学研究所教授．02年北里大学大学院感染制御科学府長．03年北里大学附属北里生命科学研究所所長．04年（学）北里学園理事．日本学術会議連携会員．第4回北里柴三郎記念賞（1991），日本東洋医学会学術奨励賞（1993），Fu – Shi Research Award : Taiwan (1999), Lifu Academic Award for Chinese Medicine : 国際賞 (2000), 和漢医薬学会学会賞（2004）．「天然医薬資源学（廣川書店）」，「Immunomodulatory Agents from Plants (Birkhäuser)」など．

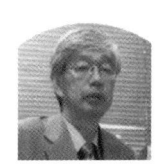

山口 宣夫（やまぐち　のぶお）：1944年生まれ.
70年金沢大学大学院理学研究科修了（理学修士），74年群馬大学大学院医学研究科修了（医学博士），76年群馬大学医学部助手．79年金沢医科大学講師，82年同助教授，89年同教授，89年～02年金沢医科大学大学院微生物学講座教授，03年金沢医科大学大学院代替基礎医学講座教授，04年金沢医科大学代替基礎医学（血清学）教授．客員教授：中国医科大学，ハルビン医科大学，島根医科大学（非常勤講師）．97年（財）石川天然薬効物質研究センター副理事長，98年日本補完代替医療学会理事，01年日本細菌学会評議員，01年日本感染症学会評議員，03年国際誌 eCAM（英国オックスフォード大学出版局）Founding Managing Editor.

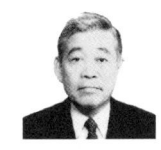

久馬 一剛（きゅうま　かずたけ）：1931年生まれ.
54年京都大学農学部農芸化学科卒業，60年京都大学農学部助手，67年京都大学東南アジア研究センター助教授，71年同教授，78年京都大学農学部教授，90年京都大学農学部長，94年京都大学定年退官，京都大学名誉教授．95年滋賀県立大学環境科学部教授，01年滋賀県立大学定年退職，滋賀県立大学名誉教授．01年～02年タイ国立カセサート大学客員教授．日本土壌肥料学会会長，日本ペドロジー学会会長，日本学術会議会員，国際イネ研究所理事などを歴任．日本土壌肥料学会賞（1975），日本熱帯農業学会賞（1978），日本農学賞・読売農学賞（1985），タイ国立カセサート大学名誉学位（1992）．

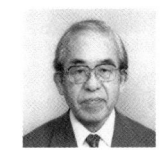

熊澤 喜久雄（くまざわ　きくお）：1928年生まれ.
52年東京大学農学部農芸化学科卒業，52年東京大学助手，71年東京大学教授，89年東京大学名誉教授．89年東京農業大学教授，99年同客員教授．日本学術会議第18期会員，日本農学会会長．現在，(財)肥料科学研究所理事長，(財)日本土壌協会会長．日本土壌肥料学会賞（1966），日本農学賞（1979），日本学士院賞（1989）．「植物栄養学大要，養賢堂（1979）」「重窒素利用研究法，学会出版センター，共編著（1980）」，「植物生理学講座，5，水とイオン－，朝倉書店，編著，(1981)」，「資源循環と人間活動，東大出版会，共編著（1982）」，「豊かな大地を求めて，養賢堂（1990）」．

著者略歴

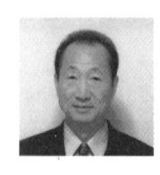

萬田 富治（まんだ　とみはる）：1944年生まれ．
72年東北大学大学院農学研究科博士課程修了（農学博士），72年日本学術振興会奨励研究員，72年農林水産省草地試験場研究員，84年農林水産省北海道農業試験場畑作部家畜導入研究室長，88年同企画連絡室総合研究第3チーム長，94年農林水産省草地試験場企画連絡室研究交流課長，96年農林水産省中国農業試験場畜産部長，99年農林水産省畜産試験場企画調整部長，01年（独）農業技術研究機構畜産草地研究所副所長（草地研究センター長），02年北里大学獣医畜産学部教授，附属フィールドサイエンスセンター長．03年（独）家畜改良センター理事，06年全国大学附属農場協議会会長．「ロールベールサイレージの基本と実際，酪農総合研究所」など．

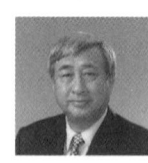

柴　忠義（しば　ただよし）：1943年生まれ．
66年北里大学衛生学部卒業，66年慶應義塾大学医学部助手，71年三菱化学生命科学研究所主任研究員，75年医学博士取得，86年北里大学衛生学部教授，03年北里学園理事長・北里大学長．

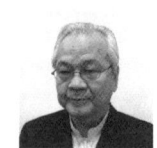

陽　捷行（みなみ　かつゆき）：1943年生まれ．
71年東北大学大学院農学研究科博士課程修了（農学博士）．71年農林省入省．77～78年アイオワ州立大学客員教授．00年農林水産省農業環境技術研究所長．01年（独）農業環境技術研究所理事長．05年北里大学教授．06年副学長．日本土壌肥料学会賞，環境庁長官賞・優秀賞，日本地球環境賞特別賞，日本農学賞・読売農学賞，Yuan Tee Lee 国際賞．日本学術会議連携会員．「土壌圏と大気圏（朝倉書店）」，「CH_4 and N_2O（Yokendo）」など．

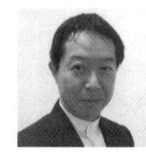

古矢 鉄矢（ふるや　てつや）：1950年生まれ．
74年早稲田大学商学部卒．74年学校法人北里学園入職，04年北里大学学長室長，06年同事務局本部長，挿絵

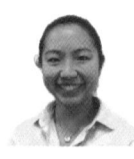

田中 悦子（たなか　えつこ）：1970年生まれ．
94年早稲田大学人間科学部卒．94年学校法人北里学園入職，04年北里大学学長室主任

| JCLS | 〈㈱日本著作出版権管理システム委託出版物〉 |

2007 北里大学農医連携 学術叢書第2号 代替医療と代替農業の 連携を求めて 検印省略	2007年3月9日　第1版発行 著作代表者　　陽　　捷　行 　　　　　　　　みなみ　かつ　ゆき
©著作権所有	発　行　者　　株式会社　養　賢　堂 　　　　　　　代　表　者　及川　清
定価 3150円 (本体 3000円) (税　5%)	印　刷　者　　株式会社　丸井工文社 　　　　　　　責　任　者　今井晋太郎
発　行　所	〒113-0033　東京都文京区本郷5丁目30番15号 　　株式会社　養賢堂　TEL 東京(03)3814-0911　振替00120 　　　　　　　　　　　FAX 東京(03)3812-2615　7-25700 　　　　　　　　　　　URL http://www.yokendo.com/

ISBN978-4-8425-0419-3　C3061

PRINTED IN JAPAN　　　　　　製本所　株式会社丸井工文社

本書の無断複写は、著作権法上での例外を除き、禁じられています。
本書は、㈱日本著作出版権管理システム(JCLS)への委託出版物です。
本書を複写される場合は、そのつど㈱日本著作出版権管理システム
(電話03-3817-5670、FAX03-3815-8199)の許諾を得てください。